中医诊病治病入门六讲

王桂茂 徐伟娥 主编
王佳豪 副主编

化学工业出版社
·北京·

图书在版编目（CIP）数据

中医诊病治病入门六讲 / 王桂茂主编. -- 北京 : 化学工业出版社, 2025. 9. -- ISBN 978-7-122-48526-7

Ⅰ. R24

中国国家版本馆 CIP 数据核字第 2025MG8002 号

责任编辑：王新辉　赵玉欣

责任校对：边　涛　　　装帧设计：关　飞

出版发行：化学工业出版社（北京市东城区青年湖南街 13 号　邮政编码 100011）

印　　装：大厂回族自治县聚鑫印刷有限责任公司

710mm×1000mm　1/16　印张 15¾　字数 250 千字　2025 年 10 月北京第 1 版第 1 次印刷

购书咨询：010-64518888　　　售后服务：010-64518899

网　　址：http://www.cip.com.cn

凡购买本书，如有缺损质量问题，本社销售中心负责调换。

定　　价：59.80 元

前言

要正确治病，必须先掌握疾病的基本情况，如疾病的性质、成因、所在部位等，而这些因素往往互为一体、互相影响，因此，只有弄清这些因素以及它们之间的关系，才能采取相应的治疗办法。中医诊断，正是从整体观念出发，运用辨证的理论与方法，以诊察病证，推断病情，辨别证候，给防治疾病提供依据。

《丹溪心法》中说："欲知其内者，当以观乎外。"在认识事物时应该知己知彼，从外测内，观察事物表现之太过或不及，通过微小的改变看出哪里有反常，看清楚事物的本质，中医诊断的原理亦如此。

中医诊断的原理说起来似乎并不复杂，然而在面对一个个具体的疾病或症状时，如果缺乏实践经验，理论就会变得苍白无力。这也是每一位中医初学者面临的一项重大挑战。为了帮助初学者更好地掌握中医诊断的原理和方法，我们将中医四诊法进行了详细分解，望诊、闻诊、问诊、切诊各设一讲，逐条列举症状，深入剖析症状背后的病因、病性、病位等，从而得到准确的诊断结果。

中医诊断的一条重要原则是辨证，因此，专设第五讲对辨证进行了详细分析。中医辨证包含的方面较多，针对初学者，本书重点介绍了八纲辨证、六淫辨证、气血津液辨证和脏腑辨证。每一种辨证都分条详列了证型，具体到每一种症状表现，分析其背后的原因以及疾病可能的发展趋势。

诊断和治疗疾病密不可分，本书第六讲对 16 种常见的病证行了细致的辨证分析，列举了近 100 种证型，通过典型症状表现，分析其病因病机，并给出了治疗原则和代表方药，读者在临诊时可以对照揣摩，不断提升诊断的准确度。为使每种证型的典型表现更加具象化，帮助读者加深记忆，书中还配了相应的插图。

需要注意的是，中医诊断是一门实践性很强的学科，同时也需要掌握扎实的理论基础。因此，需要特别注意以下三点。

第一，掌握基础知识。

在深入学习诊病治病之前，必须熟悉中医基础理论，如阴阳、五行、气血津液、脏腑、经络、病因、病机等，只有熟练掌握了这些理论，才能做到辨证求因，在临诊时全面认识疾病，提高识病、识证的能力。对中医基础理论掌握还不是特别熟练的读者，建议先阅读本系列图书中的《中医基础理论入门六讲》。

第二，重视实践锻炼。

中医诊断只看书不实践是没有意义的，当然也很难提高临床诊疗能力，因此才会有“熟读王叔和，不如临证多”的说法。如在观察舌质变化时，舌红、舌淡、舌嫩这些现象，如果不仔细观察，是很难有透彻了解的；再如脉弦、脉滑，如果没有大量的触摸体验，也难以正确诊断。因此，在掌握理论的基础上多多临诊实践，才能提高诊疗水平。有条件的最好能跟随有经验的医生进行临床实践，把理论知识运用到实践中去。

第三，细心，细心，再细心。

症状的区别、脉象的变化等往往细微易混，因此在临诊过程中，一定要细心诊察，不放过任何异常的情况，同时也不可先入为主，犯经验主义的错误，以免导致诊断不准确、不及时，甚至出现误诊。

中医诊病治病是一个需要不断熟练精进的过程，本书只是引领您走进这个领域，想要通达中医大道，还需要终身学习、长期实践。希望本书提供的方法能让您的中医学习变得更加容易和有趣，也希望本书轻松简洁的风格能带给您更好的学习体验。

编者

目录

第一讲

大部分疾病都写在脸上——望诊

第二讲

声音和气味透露健康的密码——闻诊

第三讲

病情聊出来——问诊

第四讲

五脏六腑问题“手到擒来”——切诊

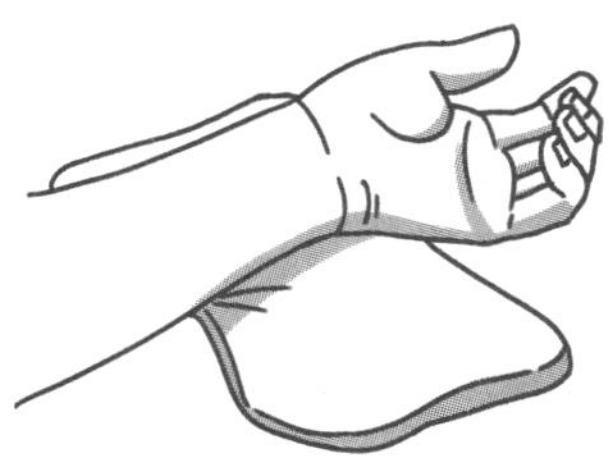

第五讲

辨证施治

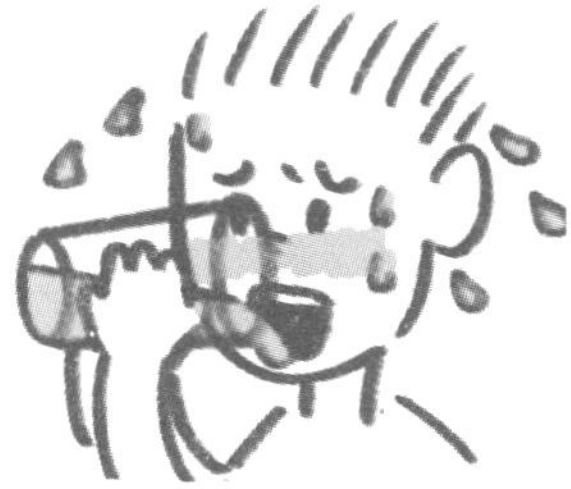

第六讲

常见病证辨证与治疗

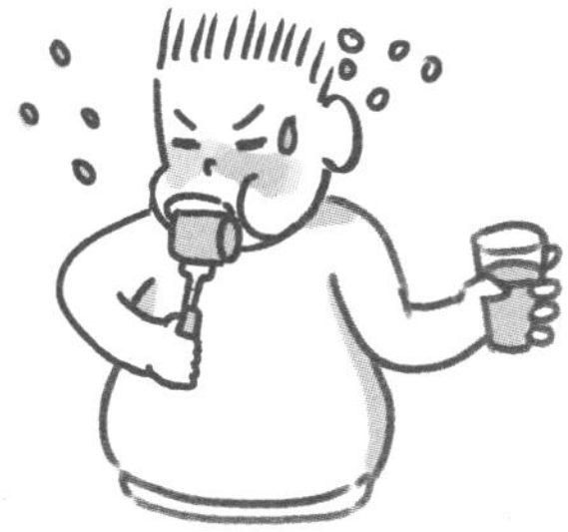

第一讲

大部分疾病都写在脸上——望诊

望诊，就是医生用眼睛观察患者的外在症状表现，从而了解患者的健康状况。

全身望诊

通过观察患者全身的精神、色泽、形体、姿态等的表现，来了解疾病情况。可分为望神、望色、望形体、望姿态四种。

◎ 望神

神是人体生命活动的总称。通过观察患者的精神、意识、面目表情、形体动作、反应能力等，可以了解五脏精气的盛衰和病情轻重。

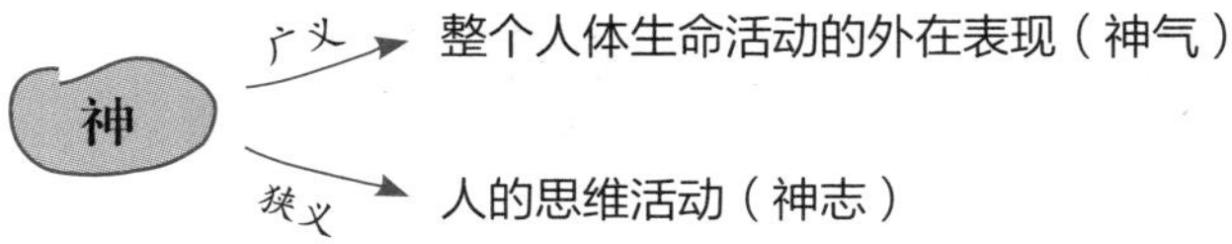

望神的内容包括得神、少神、失神、假神、神乱五类。

得神（有神）——精气充盛

若患病而有神，说明正气未伤，脏腑功能未衰，病多轻浅，预后良好。

表现：神志清楚，语言清晰，目光明亮，面色红润，表情自然，体态自如，动作灵活，呼吸均匀。

少神（神气不足）——精气不足，神气不旺

提示正气不足，精气轻度损伤，脏腑功能减弱。常见于虚证患者、素体虚弱者，或病后恢复期的患者。

表现：精神不振，两目乏神，面色少华，肌肉松软，倦怠乏力，少气懒言，动作迟缓。

失神——精亏神衰，或邪盛扰神

提示病已重，预后不良。

精亏神衰： 精神萎靡，言语不清，意识模糊，面色晦暗，表情淡漠或呆板，反应迟钝，动作失灵，呼吸气微或喘。

邪盛扰神： 神昏谵语或昏愦不语，舌謇肢厥；或猝倒神昏，两手握固，牙关紧急，二便闭塞。

假神——垂危患者出现的精神暂时好转的假象

由于精气衰竭已极，阴不敛阳，阳虚无所依附而外越，以致出现一时“好转”的假象。这是阴阳即将离绝的危候，俗称“回光返照”。

表现： 久病重病者本已失神，但突然精神转佳，目光转亮，言语不休，想见亲人；或病至言语断续，忽而响亮起来；或原来面色晦暗，突然泛红；或本来毫无食欲，忽然食欲增强。

- 如何判断是假神还是病情好转？

假神的出现比较突然，其“好转”与整个病情不相符，只是局部的和暂时的。病情好转是由无神转为有神，有一个逐渐变化的过程。

神乱（严重失神、神志异常）

神乱可见癫、狂、痫等，表明邪气过盛，病邪深入，预后不良。

癫病： 淡漠寡言，闷闷不乐，精神痴呆，喃喃自语，或哭笑无常。多由痰气郁结，阻蔽神明所致。

狂病： 疯狂怒骂，打人毁物，妄行不休，少卧不饥，甚则登高而歌、弃衣而走。多因肝郁化火，痰火上扰神明所致。

痫病： 突然昏倒，口吐涎沫，四肢抽搐，醒后如常。多由肝风挟痰或痰火扰心引动肝风所致。

脏躁： 焦虑不安，心悸不宁，或恐惧胆怯。多由心胆气虚、心神失养所致。

◎ 望色

面部色泽是由气血上荣于面而成。手、足三阳经皆上行于头面，特别是多气多血的阳明胃经分布于面，因此，脏腑的虚实、气血的盛衰，都可通过面部色泽的变化而反映出来。因此，面部是望色的主要部位。

面部部位与脏腑对应

面部部位与脏腑对应关系

面部部位	对应脏腑	面部部位	对应脏腑
额	首面	鼻尖	脾
眉心上	咽喉	鼻翼	胃
眉心	肺	鼻翼旁	小肠
鼻根	心	颧骨下	大肠
鼻柱	肝	颊	肾
鼻柱旁	胆	人中	膀胱、子宫

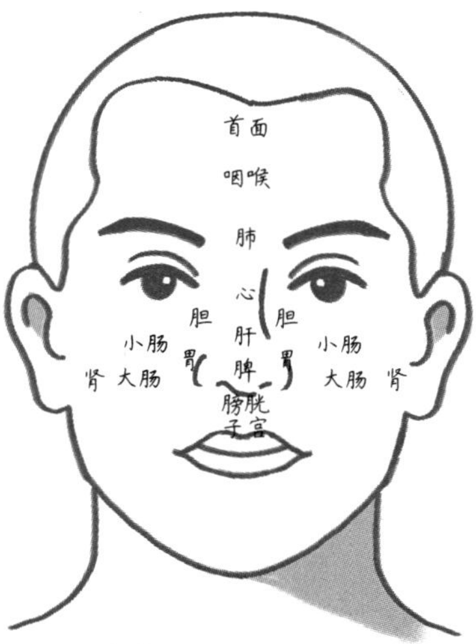

面部部位与脏腑对应图

常色与病色

常色，即人健康时面部的色泽。常色表明人体气血津液充盈，脏腑功能正常。

中国人的正常面色是红黄隐隐，明润含蓄。这是胃气充足、神气内含的表现。但是由于体质禀赋不同，有的人面色可能偏红、偏黑或偏白；由于生理活动的变化，有时可能偏青、偏白、偏红等。这些都是正常现象。

由于时间、气候、环境等的影响，常色又有主色、客色之分。

主色

每个人的面色是不一样的，属于个体特征。面色、肤色一生基本不变者，称为“主色”。如由于遗传、地域、工作条件等，每个人的肤色不完全一致。中国人属黄色人种，一般肤色呈微黄色，所以古人以微黄色为正色。在此基础上，某些人面色或白或黑或红或黄或青等。

客色

由于生活条件或环境的变动，人的面色、肤色也会发生相应变化，这种面色称为“客色”。例如，随四时、昼夜、阴晴、饮食等的变化，面色也会相应发生变化。春应稍青，夏应稍红，长夏稍黄，秋应稍白，冬应稍黑；白天色光辉而外映，夜晚色明润而内含。这些变化不十分明显，要细心观察，才能发现。无论是哪一种变化，都属正常色。

病色，即人在疾病状态时的面部色泽。病色分为善色与恶色两种。

病色

- 善色 → 面色异常，但明润含蓄 → 病情较轻，预后较好
  （脏腑精气未衰，胃气尚能上荣于面）
- 恶色 → 面色异常，且色泽晦暗枯槁 → 病情严重，预后不佳
  （脏腑精气已衰，胃气不能上荣于面）

面色的平病善恶比较

五色	正常面色（常色）	轻病面色（善色）	病危面色（恶色）
青	如沧碧之泽	如翠羽	如草兹
赤	如以缟裹朱	如鸡冠	如衃血
黄	如以缟裹雄黄	如蟹腹	如枳实
白	如鹅羽	如豕膏	如枯骨
黑	如重漆	如乌羽	如炲

观察面色的变化，也可以知晓病情的变化。如由善色转恶，说明病情加重，反之则表明病情有好转的迹象。

五色主病

五色变化不仅可以代表不同脏腑的疾病，而且可借以推断疾病的寒热虚实。根据患者面部青、赤、黄、白、黑五色变化，也就能诊察疾病。

青色——主寒证、气滞、血瘀、疼痛、惊风

（因寒凝气滞血瘀，致脉络阻滞，血行不畅所致）

- 面色淡青或青黑。➡ 属阴寒内盛，多见于脘腹疼痛。
- 面色青灰。➡ 多属心阳不振、心脉闭阻，可见于胸痹、真心痛。
- 面色与口唇青紫。➡ 多属心气、心阳虚衰，心血瘀阻，或肺气闭塞，呼吸不利。
- 面色青黄。➡ 多属肝郁脾虚、血瘀水停，可见于臌胀或胁下癥积。
- 小儿眉间、鼻柱、唇周发青。➡ 多属惊风，可见高热抽搐。

赤色——主热证

（血得热则行，脉络充盈，血液充盈于皮肤，故见赤色）

- 满面通红。➡ 属实热证，因邪热亢盛，血行加速所致。
- 午后两颧潮红。➡ 属阴虚证，因阴虚阳亢，虚火炎上所致。可见于肺痨等患者。
- 久病重病面色苍白，却时而泛红如妆、游移不定。➡ 久病肾阳虚衰，阴寒内盛，阴盛格阳，虚阳上越所致，属病重。

白色——主虚证、寒证、失血证

（气虚血少，或阳衰寒盛，气血不能上充于面部脉络，故显白色）

- 面色淡白无华。➡ 多属血虚证或失血证。
- 面色㿠白而虚浮。➡ 多属阳虚水泛。
- 面色苍白。➡ 多属亡阳、气血暴脱或阴寒内盛。

黄色——主脾虚、湿证

（脾虚机体失养，或湿邪内蕴、脾失运化，气血化生无源，以致面色发黄）

- 面色萎黄。➡ 多属脾胃气虚，气血不足。
- 面黄虚浮。➡ 属脾虚湿蕴。
- 面目一身俱黄。➡ 黄疸。
  面目鲜黄。➡ 多属湿热蕴结。
  面目暗黄。➡ 多属寒湿困脾。

黑色——主肾虚、寒证、水饮、血瘀

（肾阳虚衰，水寒内盛，血失温养，脉络拘急，血行不畅）

- 面色黧黑晦暗。→ 多属肾阳虚。
- 面黑而干焦。→ 多属肾阴虚。
- 眼眶周围发黑。→ 多属肾虚水饮或寒湿带下。
- 面色黧黑，肌肤甲错。→ 多由血瘀日久所致。

◎ 望形体

皮毛、肌肉、血脉、筋腱、骨骼称为“五体”，是构成人形体的五种基本组织，与五脏相合。五体有赖于五脏精气充养，五脏精气的盛衰和功能的强弱可通过五体反映于外，人体外形的强弱胖瘦与内脏气血阴阳的盛衰是统一的。因此，观察患者的形体，可以测知其脏腑的虚实、气血的盛衰等。

望形体主要包括望形体的强弱、胖瘦及体质形态。

强弱

- **体强：**骨骼健壮，胸廓宽厚，肌肉充实，皮肤润泽，筋强力壮。→ 体质强壮，内脏坚实，气血旺盛，抗病力强，有病易治，预后较好。
- **体弱：**骨骼细小，胸廓狭窄，肌肉消瘦，皮肤枯槁，筋弱无力。→ 体质虚衰，内脏脆弱，气血不足，抗病力弱，有病难治，预后较差。

胖瘦

- **胖而能食** → **形气有余：**大腹便便，聚湿生痰。
- **肥而食少** → **形盛气虚：**形厚气虚，津液难以周流而成痰。
- **形瘦食多** → **中焦有火：**胃火亢盛，食不知饱，时而嗳腐吞酸。
- **形瘦食少** → **中气虚弱：**脏腑精气衰竭，血液衰少。

体质形态

- **阳盛之人：**阴虚阳盛，体形偏于瘦长，头长形，颈细长，肩狭窄，胸狭长平坦，身体姿势多前屈。 → 易患阴虚火旺之证。
- **阴盛之人：**阳虚阴盛，体形偏于矮胖，头圆形，颈短粗，肩宽平，胸宽短圆形，身体姿势多后仰。 → 易患寒湿痰浊内停之证。
- **阴阳和平之人：**无偏盛偏衰，气血调匀，得其中正，体形适中。 → 不易患病。

◎ 望姿态

一般来说，阳、热、实证患者，机体功能亢进，多表现为躁动不安；阴、寒、虚证患者，机体功能衰减，多表现为喜静少动。此外，不同的疾病常常可使患者产生不同的体位和动态。

> 善诊者，观动静之常，以审动静之变，合乎望闻问切，辨其寒热虚实。
>
> ——《望诊遵经》

坐姿

- 坐而仰首。→ 多见于哮病、肺胀，或痰饮停肺、肺气壅滞等病证。
- 坐而喜俯，少气懒言。→ 气虚体弱。
- 卧而不能坐，坐则晕眩。→ 气血俱虚，或虚风内动。
- 坐而不得卧，卧则咳逆。→ 肺气壅滞，或心阳不足，水气凌心。
- 坐卧不宁。→ 烦躁之征，或腹满胀痛之故。
- 坐时常以手抱头，头倾不能昂，凝神直视。→ 精神衰败。

卧姿

- 喜向内卧，喜静懒动，身重不能转侧。→ 多属阴证、寒证、虚证。
- 喜向外卧，身轻自能转侧，躁动不安。→ 多属阳证、热证、实证。
- 仰卧伸足，掀去衣被。→ 多属实热证。
- 蜷卧缩足，喜加衣被。→ 多属虚寒证。

立姿

- 行走站立不稳，常并见眩晕。→ 多属肝风内动或气血亏虚。
- 不耐久立，立则常欲倚物支撑。→ 多属气血虚衰。
- 坐立之时常以手扪心，闭目蹙额。→ 多见于心虚怔忡。
- 行走以手护腹，俯身前倾。→ 多为腹痛之征。

行态

- 行走时身体震动不定。→ 多属肝风内动，或筋骨虚损。
- 行走时突然止步不前，以手护心，不敢行动。→ 多为真心痛。
- 以手护腰，弯腰曲背，转摇不便，行动艰难。→ 多为腰腿病。

异常动作

颤动：睑、面、唇、指、趾不时颤抖或振摇不定，不能自主。	若见于外感热病，多为热盛动风；若见于内伤虚证，多为血虚阴亏，经脉失养，属虚风内动。
手足蠕动：手足时时掣动，动作迟缓无力，类似虫之蠕行。	多为脾胃气虚，气血生化不足，筋脉失养，或阴虚动风所致。
手足拘急：手足筋肉挛急不舒，屈伸不利。	多因寒邪凝滞或气血亏虚，筋脉失养所致。
四肢抽搐：四肢筋脉挛急与弛张间作，舒缩交替，动作有力。	多因肝风内动，筋脉拘急所致，可见于惊风、痫病。
猝然跌倒：猝然昏仆，不省人事，伴半身不遂、口眼㖞斜。	属中风。
循衣摸床，撮空理线：患者重病神识不清，不自主地伸手抚摸衣被、床沿，或伸手向空中，手指时分时合。	为病重失神之象。
舞蹈病状：儿童手足伸屈、扭转，挤眉眨眼，努嘴伸舌，状似跳舞，不能自制。	为先天禀赋不足或气血不足、风湿内侵。

局部望诊

全身的病变可反映于相应的局部，局部的病变也可影响全身，因此观察局部的异常变化，有助于了解整体的病变。

◎ 望头面

望头

头形

- 小儿头过大或过小。→ 多因先天不足，肾精亏损，颅骨发育不良所致。
- 小儿前额左右突出，头顶平坦，颅呈方形。→ 多因肾精不足或脾胃虚弱，颅骨发育不良所致，多见于先天性梅毒、佝偻病患儿等。

囟门

- 囟门突起。→ 多属实证，因热邪炽盛，或颅内水液停聚，或脑髓病变所致。哭泣时囟门可暂时稍微突起，安静后即恢复正常。
- 囟门凹陷。→ 多属虚证，因吐泻伤津、气血不足和先天精亏髓虚所致。6 个月以内婴儿囟门微陷属正常。
- 囟门迟闭。→ 先天肾精不足，或后天脾胃虚弱、发育不良。多见于佝偻病患儿。

头摇

- 头部不自觉地摇动而不能自制。→ 无论成人或小儿，多为肝风内动之兆。

望发

色泽

- 发黄干枯，稀疏易落。→ 多属精血不足，见于大病后或慢性虚损者。
- 青壮年白发。→ 伴有耳鸣、腰酸等症者，属肾精亏虚；伴有失眠、健忘等症者，为劳神伤血。
- 小儿发稀黄软，生长迟缓。→ 多因先天不足，肾精亏损所致。

脱发

- 头发突然呈片状脱落，显露光亮头皮。→ 多为血虚受风。
- 发稀而细易脱，质脆易断。→ 多因肾虚、精血不足所致。
- 青壮年发稀易落。→ 兼眩晕、健忘、腰膝酸软，为肾虚；兼头皮痒、多屑、多脂，为血热化燥。
- 头发日久不长，伴有头痛、面色暗滞，舌质暗。→ 瘀血阻滞。

望面

面肿

- 面部浮肿，皮色不变。 → 多见于水肿。
- 颜面红肿，焮热疼痛。 → 多由风热火毒上攻所致。

腮肿

- 一侧或两侧腮部以耳垂为中心肿起，边缘不清，按之有柔韧感及压痛。 → 痄腮。因外感温毒之邪所致，多见于儿童。
- 颐颔部（下颌）肿胀疼痛，张口受限，伴有寒热。 → 发颐（化脓性腮腺炎）。多因阳明热毒上攻所致。

面瘦

- 面部肌肉消瘦，两颧高耸，眼窝、颊部凹陷。 → 气血虚衰，脏腑精气耗竭。为失神的表现。

口眼㖞斜

- 口眼㖞斜，患侧面肌弛缓，肌肤不仁，额纹消失，鼻唇沟变浅，目不能合，口不能闭。 → 风邪中络。
- 口眼㖞斜兼半身不遂。 → 气虚血瘀，肝阳化风，风痰阻闭经络（卒中）。

◎ 望五官

望目

望目主要望目的神、色、形、态。

目神

- **有神：** 视物清楚，精彩内含，神光充沛。➡ 虽病易治。
- **无神：** 白睛混浊，黑睛晦滞，失却精彩，浮光暴露。➡ 病难治。

目色

- 目眦赤痛。➡ 心火上炎。
- 白睛发红。➡ 肺火。
- 睑缘红肿湿烂。➡ 脾经湿热。
- 全目赤肿。➡ 肝经风热。
- 目眦淡白。➡ 血虚、失血。
- 白睛变黄。➡ 黄疸。
- 目眶周围见黑色。➡ 肾虚水泛之水饮病，或寒湿下注的带下病。
- 黑睛深层呈圆盘状翳障。➡ 肝胆实火上攻或阴虚火旺。

目形

- 胞睑微肿。➡ 水肿初起。老年人下睑浮肿，多为肾气虚衰。
- 眼窝凹陷。➡ 阴液耗损之征，或因精气衰竭所致。
- 眼球突起而喘。➡ 肺胀。眼突而颈肿则为瘿肿（甲状腺肿大）。

目态

● 目睛上视，不能转动。	➡	多见于惊风、痉厥或精脱神衰之重证。
● 目睛凝视，转动不灵或横目斜视。	➡	肝风内动。
● 瞳仁缩小。	➡	多因肝胆火炽，或肝肾劳损、虚火上扰所致，或中毒。
● 瞳仁散大。	➡	多属肾精耗竭，为濒死危象。
● 眼睑下垂。	➡	双眼睑下垂，多为先天不足，脾肾双亏所致。单睑下垂或双睑下垂不一，多为后天脾气虚或外伤后气血不和，脉络失于宣通所致。

望耳

耳为“宗脉之所聚”，脏腑经络及身体各部有病，便反映于耳，耳尤与肾、胆关系密切。

耳之色泽

- 耳郭色泽红润。 ➡ 气血充足。
- 耳郭焦黑干枯。 ➡ 肾精亏虚。
- 耳郭淡白。 ➡ 气血亏虚。
- 耳轮红肿。 ➡ 肝胆湿热或热毒上攻。
- 耳轮青黑。 ➡ 阴寒内盛或有剧痛。
- 小儿耳背有红络，耳根发凉。 ➡ 多为麻疹先兆。

耳之形态

- 耳郭外形厚而大。→ 属形盛，为肾气充足。
- 耳郭肿大，伴见色红。→ 邪气实，多属少阳相火上攻。
- 耳郭瘦小而薄。→ 属先天亏损，肾气不足。
- 耳郭瘦削而干焦。→ 正气虚，多为肾精耗竭或肾阴不足。
- 耳郭萎缩。→ 肾气竭绝。
- 耳轮肌肤甲错。→ 多属久病血瘀。

耳内病变

- **脓耳**：耳内流脓。→ 实证，多因风热上扰或肝胆湿热所致；虚证，多因肾阴虚损，虚火上炎所致。
- **耳疖**：耳道红肿疼痛突起。→ 多因邪热搏结耳窍所致。

望鼻

鼻居面部中央，为肺之窍；鼻之周围有各脏腑的相应部位，望鼻之色泽和形态的变化可以诊察肺和脾胃的病变，还可以判断脏腑的虚实、胃气的盛衰、病情的轻重和预后。

鼻之色泽

- 鼻端微黄明润。→ 新病为虽病而胃气未伤，属病轻；久病为胃气来复，属病势向愈。
- 鼻端晦暗枯槁。→ 胃气已衰，属病重。

- 鼻端色白。 → 气血亏虚。
- 鼻端色赤。 → 肺脾蕴热。
- 鼻端色青。 → 阴寒腹痛。
- 鼻端色黄。 → 湿热。

鼻之形态

- 鼻头红肿生疮。 → 胃热或血热。
- 酒渣鼻。 → 胃火熏肺，血壅肺络。
- 鼻柱溃陷。 → 梅毒。
- 鼻柱塌陷，眉毛脱落。 → 麻风恶候。
- 鼻翼扇动，呼吸喘促。 → 肺热、哮病。
- 重病鼻扇，喘而额汗如油。 → 肺气衰竭之危候。

鼻内病变

- 鼻孔干燥，黑如烟煤。 → 高热日久，阳毒热深。
- 鼻流清涕。 → 外感风寒表证。
- 鼻流浊涕。 → 外感风热表证。
- 鼻流腥臭脓涕。 → 外邪侵袭，胆经蕴热。
- 鼻腔出血。 → 肺胃蕴热、外伤。
- 鼻息肉：鼻孔内赘生柔软、半透明的光滑小肉，撑塞鼻孔，气息难通。 → 湿热邪毒壅结鼻窍。

望口唇

唇之色泽

- 唇色红润。→ 正常人的表现。
- 唇色淡白。→ 血虚或失血。
- 唇色深红。→ 热盛。深红干燥者属热盛伤津。
- 口唇赤肿而干。→ 热极。
- 口唇呈樱桃红色。→ 煤气中毒。
- 口唇青紫。→ 瘀血证（寒凝、气滞）。
- 口唇青黑。→ 寒凝血瘀或痛极。血络瘀阻所致。

口唇形态

- 唇干而裂。→ 津液损伤，多属燥热伤津或阴虚液亏。
- 口角流涎。→ 在小儿为脾虚湿盛，在成人为中风。
- 口唇糜烂。→ 多为脾胃积热上蒸所致。
- 唇内溃烂，其色淡红。→ 多为虚火上炎。
- 唇边生疮，红肿疼痛。→ 为心脾积热所致。
- 鹅口疮：小儿口腔、舌上出现片状白屑，状如鹅口。→ 感受邪毒，心脾积热，上熏口舌所致。

口之动态

- **口张**：口开而不闭。→ 属虚证。若状如鱼口，张口气直，只出不入，则为肺气将绝。

- **口噤：** 口闭而难开，牙关紧急。→ 属实证。多因筋脉拘急所致，可见于痫病、中风、惊风、破伤风等。
- **口撮：** 上下口唇紧聚，不能吸吮。→ 可见于小儿脐风。
- **口僻：** 口角向一侧歪斜。→ 见于风邪中络，或风中脏腑。
- **口振：** 战栗鼓颌，口唇振摇。→ 多为阳虚寒盛或邪正剧争所致，可见于温病、伤寒欲作战汗，或疟疾发作。
- **口动：** 口频繁开合，不能自禁。→ 胃气虚弱的表现；若口角掣动不止，则为热极生风或脾虚生风之象。

望齿龈

齿之形色

- 洁白润泽而坚固。→ 肾气充足、津液未伤。
- 干燥。→ 胃阴已伤。
- 光燥如石。→ 阳明热甚，津液大伤。
- 燥如枯骨。→ 肾阴枯竭，可见于温热病的晚期，属病重。
- 枯黄脱落。→ 见于久病者，多为骨绝，属病重。

齿之动态

- 牙关紧急。→ 风痰阻络或热极动风。
- 咬牙。→ 热盛动风。
- 睡中齘齿。→ 多为胃热或虫积，亦可见于正常人。

牙龈色泽

- 牙龈色淡红而润泽、质韧，与牙颈部紧密结合。→ 胃气充足，气血调匀。
- 淡白。→ 血虚。
- 红肿疼痛。→ 胃火亢盛。

牙龈形态

- **齿衄：**牙缝出血。→ 外伤、胃热、肝火、阴虚火旺、脾气虚弱。
- **牙宣：**龈肉萎缩，牙根暴露，牙齿松动。→ 肾虚、胃阴不足。
- **牙疳：**牙龈溃烂，流腐臭血水，甚则唇腐齿落。→ 胃腑积热或外感疫毒。

望咽喉

咽喉为肺、胃之门户，又是经脉循行交会处，与五脏六腑关系密切。因此五脏六腑的病变可反映于咽喉，肺、胃、肾的病变表现更为突出。观察时应注意其色泽、形态变化和有无脓点、假膜等。健康之人咽喉色淡红润，不痛不肿，呼吸通畅，发音正常，下咽顺利无阻。

咽喉色泽

- 咽部深红，肿痛明显。→ 实热证，多由肺胃热毒壅盛所致。
- 咽部嫩红，肿痛不甚。→ 阴虚证，多由肾阴亏虚、虚火上炎所致。
- 咽部淡红漫肿，疼痛轻微。→ 多由痰湿凝聚所致。

咽喉形态

- **乳蛾：**咽喉两侧红肿肥大，形如乳头或乳蛾，表面或有脓点，咽痛不适。 → 属肺胃热盛，外感风邪凝结，或虚火上炎，气血瘀滞所致。

- **喉痈：**咽喉部红肿高突，疼痛剧烈，吞咽困难，身发寒热。 → 多因脏腑蕴热，复感外邪，热毒客于咽喉所致。

- **溃烂：**咽部溃烂。 → 分散表浅者，为肺胃之热轻浅或虚火上炎。溃烂成片或洼陷者，为肺胃热毒壅盛。咽部溃腐日久，周围淡红或苍白者，多属虚证。

- **假膜：**咽部溃烂处表面所覆盖的一层黄白或灰白色膜。 → 假膜松厚，容易拭去者，病情较轻，是肺胃热浊之邪上壅于咽所致。假膜坚韧，不易拭去，强剥出血，很快复生者，为白喉。多见于儿童，属疫毒内盛，或热毒伤阴所致。

◎ 望颈项

颈项是连接头部和躯干的部分，其前部称“颈”，后部称“项”。颈项中有气管、食管、脊髓和血脉通过，是清气、饮食、气血、津液循行之要道。颈项若有阻滞，可引起全身的病变；脏腑气血失调，也可在颈项部反映出来。颈项部的望诊，应注意外形和动态变化。

外形变化

- **瘿瘤**：颈前颌下结喉之处，有肿物和瘤，可随吞咽移动，皮色不变也不疼痛，缠绵难消，且不溃破。→ 多因肝郁气结，痰凝血瘀，或水土失调，痰气凝结所致。

- **瘰疬（颈部淋巴结结核）**：颈侧颌下有肿块如豆，累累如串珠，皮色不变，初觉疼痛。→ 多因肺肾阴虚，虚火灼液，结成痰核，或外感风热时毒，气血壅滞于颈部所致。

动态变化

- **项强**：项部筋脉肌肉拘紧或强硬，俯仰转动不利。→ 多为风寒侵袭太阳经脉，经气不利所致。伴高热神昏，甚则抽搐，多属热极生风；睡醒后突觉项强不便，为落枕，多因睡姿不当或风寒客于经络，或颈部劳损所致。

- **项软**：颈项软弱，抬头无力。→ 小儿项软，多因先天不足，肾精亏损，或后天失养，发育不良，可见于佝偻病患儿。久病、重病者颈项软弱，头垂不抬，眼窝深陷，多为脏腑精气衰竭之象，属病危。

- **颈脉搏动**：在安静时颈侧人迎脉搏动明显。→ 见于肝阳上亢或血虚重证者。

- **颈脉怒张**：颈部脉管明显胀大，平卧时更甚。→ 多见于心血瘀阻、肺气壅滞及心肾阳衰、水气凌心者。

◎ 望躯体

望胸胁

胸腔由胸骨、肋骨和脊柱等构成，内藏心、肺等重要脏器，属上焦，为宗气所聚，是经脉、血管循行布达之处。望胸胁主要可以诊察心、肺的病变和宗气的盛衰，以及肝、胆、乳房疾患。应注意观察胸廓变化和呼吸运动有无异常等。正常人胸部外形两侧对称，呼吸时活动自如。

胸廓变化

- **鸡胸：**小儿胸廓向前向外突起，为畸形。→ 多因先天不足，后天失调，骨骼失于充养。
- **桶状胸：**胸似桶状，咳喘、羸瘦。→ 肺肾气虚，壅滞肺气所致。
- **胸不对称：**肋间饱胀，咳则引痛。→ 常见于饮停胸胁之悬饮证。
- **肋如串珠：**肋部硬块突起，连如串珠。→ 因肾精不足，骨质不坚，骨软变形。多见于佝偻病患儿。
- **乳痈：**乳房局部红肿，甚至溃破流脓。→ 多因肝失疏泄，乳汁不畅，乳络壅滞，或外感邪毒而成。

呼吸情况

- 呼气时间延长。→ 多属呼气困难，见于哮喘或肺胀。
- 吸气时间延长。→ 多属吸气困难，见于急喉风或白喉重症。
- 呼吸急促，胸廓起伏显著。→ 属实证。
- 呼吸微弱，胸廓起伏不显著。→ 属虚证。

望腹部

腹部内藏肝、胆、脾、胃、大肠、小肠、膀胱、胞宫等脏腑，因此，望腹部可以诊察内在脏腑的病变和气血的盛衰。腹部望诊主要诊察腹部形态变化。

腹部膨隆

仰卧时前腹壁明显高于胸骨与耻骨联合上缘中点连线。

- **水肿病**：腹部胀大，伴周身俱肿。→ 因肺、脾、肾三脏功能失调，水湿内停所致。

- **臌胀**：仅见腹部肿大，四肢消瘦。→ 多因肝气郁滞或脾虚，以致气滞水停血瘀。

腹部凹陷

仰卧时前腹壁明显低于胸骨与耻骨联合上缘中点连线。

- 腹部凹陷如舟状，肌肉松弛失去弹性，伴形体消瘦。→ 见于久病脾胃气虚，机体失养，或新病吐泻太过、津液大伤的患者。

- 腹皮甲错，深凹着脊。→ 为脏腑精气耗竭，属病危。

- 腹部皮肤青筋暴露。常与腹部膨隆同时出现。→ 肝郁气滞，脾失健运，气滞湿阻，或脾肾阳虚，水湿内停等导致气血运行不畅，脉络瘀阻所致。

望腰背部

背为胸中之府，为心、肺之外围，与心、肺密切相关；腰为身体运动的枢纽，为肾之府。故望腰背部的异常表现，可以诊察有关脏腑经络的病变。望诊时应注意观察脊柱及腰背部有无形态异常及活动受限。

脊柱后突

脊骨后突，背部凸起如龟，也称“驼背”“龟背”。

- 小儿驼背。→ 先天不足，后天失养，骨失充，脊柱变形所致。
- 成人驼背。→ 脊椎病患或不良姿势所致。
- 久病后背弯曲。→ 脏腑精气虚衰。

脊柱侧弯

- 脊柱的某一段偏离身体正中线，使脊柱呈侧向弧形。→ 坐姿不良所致。亦可见于先天禀赋不足、肾精亏虚、发育不良，或一侧胸部疾患。

脊疳

- 背部肌肉消瘦，脊骨突出如锯齿状。→ 为脏腑精气极度亏损之象。

腰部拘急

- 脊腰痛，活动受限，转侧不利。➡ 多因寒湿侵袭恶，经气受阻，或跌仆闪挫，血脉瘀滞所致。

◎ 望四肢

望诊时应注意观察四肢的形态变化和动态异常。

外形变化

- **肢体肿胀**。四肢水肿，或仅足跗肿胀，按之有凹痕。➡ 多见于水肿病。
- **膝部肿大**。膝部红肿热痛，屈伸不利。➡ 多为热痹，由风湿郁久化热所致，多见于鹤膝风、膝关节损伤。
- **青筋暴露**。小腿脉络曲张，形似蚯蚓，甚者胀痛不舒。➡ 多因寒湿内侵，或因长期站立以致血行障碍所致。
- **手指变形**。手指关节呈梭状畸形，活动受限。➡ 多由风湿久蕴，筋脉拘挛所致。
- **膝内（外）翻**。➡ 皆因先天禀赋不足，肾气不充，或后天失养，脾胃虚弱，发育不良所致。

动态异常

●肢体软弱无力，甚则痿废不用。	→	多见于痿病（因肺热伤津，或湿热浸淫，或脾胃虚弱，或肝肾亏虚，或外伤瘀血阻滞所致）。
●一侧上、下肢不遂。	→	多见于中风病。
●双下肢痿废不用。	→	见于截瘫患者。
●四肢抽搐。	→	多因肝风内动所致。
●手足拘急。	→	多因寒邪凝滞或血虚筋脉失养所致。
●手足颤动。	→	多因血虚筋脉失养，为动风先兆，或饮酒过度所致。
●手足蠕动。	→	多因脾胃气虚，筋脉失养所致。

◎ 望二阴

前阴指男女外生殖器及尿道的总称，为肾所司，宗筋所聚，太阴、阳明经所会，阴户通于胞宫并与冲任二脉密切相关，肝经绕阴器，故前阴病变与肾、膀胱、肝关系密切。后阴指肛门，为排便之门户，亦为肾所司，又脾主运化、升提内脏，大肠主传导糟粕，故后阴病变与脾、胃、肠、肾关系密切。

阴囊肿大

- 阴囊肿大。→ 多见于疝气，因小肠坠入阴囊所致；或内有瘀血、水液停积，或脉络迂曲，睾丸肿胀等引起。

- 阴囊红肿热痛，皮紧光亮，寒热交作。→ 多为肝经湿热下注所致。

阴部湿疹

- 男子阴囊或女子大小阴唇起疹，瘙痒灼痛，湿润或有渗液，反复发作。→ 多因肝经湿热下注，风邪外袭所致。

- 阴部湿疹，日久患处皮肤粗糙变厚，呈苔藓样。→ 阴虚血燥。

子宫脱垂

- 妇女阴部有物下坠或挺出阴道口外，又称阴挺。→ 多因气虚下陷、带脉失约、冲任虚损，或生育过多，或产后劳伤，损伤胞络及肾气，系胞无力而使胞宫下坠。

肛裂

- 肛门有裂口，疼痛，便时流血。 → 多因热结肠燥或阴虚津亏，大便秘结，排便过于用力所致。

痔疮

- 肛门内外之周围有物突出，肛周疼痛，甚至便时出血。 → 多因肠中湿热蕴结或血热肠燥，或久坐、负重、便秘等，使肛部血脉瘀滞所致。

肛瘘

- 肛周发生瘘管，局部反复流脓，疼痛，瘙痒。 → 多因肛周痈肿余毒未尽，溃口不敛所致。

脱肛

- 直肠黏膜或直肠反复脱出肛外，伴肛门松弛。 → 多因脾虚中气下陷所致，常见于老人、产妇或久泻、久咳和习惯性便秘者。

肛痈

- 肛周局部红肿疼痛，状如桃李，破溃流脓，伴高热。 → 多因湿热下注，或外感邪毒阻于肛周所致。

◎ 望皮肤

皮肤为一身之表，有抵御外邪、保护机体的作用，脏腑气血亦通过经络而外荣于皮肤。感受外邪，皮表首当其冲；脏腑气血的病变，也可通过经络反映于肌表。因此，望皮肤可了解邪气的性质和气血津液的盛衰乃至脏腑的病变。

色泽异常

- **皮肤发黄：**面目、皮肤、爪甲俱黄，为黄疸。→ 阳黄：黄色鲜明如橘皮，为湿热蕴蒸所致。阴黄：黄色晦暗如烟熏，为寒湿阻遏所致。
- **皮肤发赤：**皮肤突然鲜红成片，色如涂丹，边缘清楚，灼热肿胀，为丹毒。→ 发于上部者多因风热化火所致，发于下部者多因湿热化火所致，亦有因外伤染毒而引起者。
- **皮肤发黑：**皮肤黄中显黑，黑而晦暗，为黑疸。→ 多见于黄疸病后期，多由劳损伤肾所致。全身皮肤发黑者，可见于肾阳虚衰患者。
- **皮肤白斑：**皮肤出现点、片状白色改变，大小不等，边界清楚，称白癜风。→ 多因风湿侵袭，气血失和，血不荣肤所致。

形态异常

- **皮肤干枯：**皮肤干枯无华，甚至皲裂、脱屑。→ 多因阴津耗伤，营血亏虚，肌肤失养，或燥邪侵袭，气血滞涩所致。
- **肌肤甲错：**皮肤干枯粗糙，状若鱼鳞。→ 多因血瘀日久，肌肤失养所致。

- **肌肤水肿**

①阳水：肿起较速，眼睑、颜面先肿，继则遍及全身。→ 多由外感风邪，肺失宣降所致。

②阴水：肿起较缓，下肢、腹部先肿，继则波及颜面。→ 多由脾肾阳衰，水湿泛溢所致。

皮肤病证

- **斑**

①阳斑：斑点成片，或红或紫，平铺皮下。→ 因外感热病，热入营血，迫血外溢而发。

②阴斑：斑点大小不一，色淡红或紫暗，隐隐稀少，发无定处，但不见于面、背部，出没无常。→ 因内伤气虚，气不摄血所致。

- **麻疹**：儿童常见。出疹前先有发热恶寒、咳嗽喷嚏、鼻流清涕、眼泪汪汪、耳根冰冷，或耳后有红丝出现，3 ~ 4 天皮肤出现疹点，从头面到胸腹、四肢，色如桃红，形如麻粒，尖而稀疏，抚之触手，逐渐稠密，2 ~ 5 天出全，然后按出疹顺序逐渐消退，留下棕褐斑状色素沉着，并有糠麸脱屑。

→ 多因感受时邪疫毒所致。

- **风疹**：初起类似感冒，发热 1 ~ 2 天后，皮肤出现淡红色斑丘疹，瘙痒不已，耳后及枕部臀核肿大。

→ 多因感受风热时邪，与气血相搏所致。

● **瘾疹：** 皮肤突然出现大小不等、形状不一、边界清楚的红色或苍白色丘疹，瘙痒剧烈，抓挠后增大、增多，发无定处，骤起骤退，退后不留痕迹，易反复发作。

→ 正气不足，卫外不固，外感风邪；或饮食失节，肠胃积热，复感风邪；或情志内伤，冲任不调，血虚生风；或对某些物质过敏。

斑疹顺逆判断

①若色红身热，先见于胸腹，后延及四肢，斑疹发后热退神清者，是邪去正安，为顺。

②若斑疹稠密成团，色深红或紫暗，先见于四肢，后延及胸腹，斑疹现后仍壮热不退、神识不清者，是邪气内陷，为逆。

● **水痘：** 小儿皮肤出现粉红色斑丘疹，很快变成椭圆形的小水疱，其后结痂，常伴发热。

特点：顶满无脐，晶莹明亮，浆液稀薄，皮薄易破，大小不等，分批出现。

→ 多因外感时邪，内蕴湿热所致，属儿科常见传染病。

● **白痦：** 皮肤出现的一种白色小疱疹，晶莹如粟。

→ 多因外感湿热之邪，郁于肌表，汗出不彻所致。

白痦顺逆判断

晶莹饱满，颗粒清楚者，为津气尚充足，是顺证。

色枯而白，干瘪无浆者，为津气已亏竭，是逆证。

● **热气疮：** 口唇、鼻孔周围、面颊及外阴等皮肤黏膜交界处，出现针头至绿豆大小簇集成群的水疱，灼热瘙痒，溃后结痂。 ➡ 多因外感风温热毒，阻于肺胃，湿热蕴蒸皮肤所致；或因肝经湿热下注，阻于阴部而成。

● **缠腰火丹：** 多见于一侧腰部或胸胁部，初起皮肤灼热刺痛，继之出现粟米至黄豆大小簇集成群的水疱，排列如带状，局部刺痛。 ➡ 多因肝经湿热熏蒸所致。

● **湿疹：** 周身皮肤出现红斑，迅速形成丘疹、水疱，破后渗液，出现红色湿润之糜烂面。 ➡ 多因禀赋不耐，饮食失节，湿热内蕴，复感风邪，内外两邪相搏，郁于肌肤所致。

● **痈：** 红肿高大，根盘紧束，焮热疼痛。

特点：未脓易消，已脓易溃，疮口易敛。 ➡ 属阳证，多因湿热火毒蕴结，气血壅滞，热蒸肉腐成脓所致。

● **疽**

有头疽：发于皮肤肌肉间，初起局部有粟粒样脓头，焮热红肿胀痛，易向深部及周围扩散，脓头相继增多。

➡ 属阳证。多因外感热邪火毒、内因脏腑蕴毒，凝聚肌表，气血壅滞而成。

无头疽：漫肿无头，皮色不变，无热少痛，难消、难溃、难敛，溃后易伤筋骨。

➡ 属阴证。多因气血亏虚，寒痰凝滞所致。

● **疔：**形小如粟，根深坚硬，状如钉丁，麻木疼痛，多发于颜面和手足等处。特点：病情变化迅速，容易造成毒邪走窜。

➡ 多因竹木刺伤，或感受疫毒、疠毒、火毒等邪气所致。

● **疖**：形小而圆，根浅局限，红肿不甚，容易化脓，脓溃即愈。

➡ 因外感火热毒邪，或湿热蕴结所致。

● **痤疮**：颜面、胸、背等处生丘疹如刺，可挤出白色碎米样粉汁。

➡ ①多因肺经风热阻于肌肤所致；
②或因过食肥甘、油腻、辛辣食物，脾胃蕴热，湿热内生，熏蒸于面而成；
③或因青春之体，阳热较盛，劳汗当风，风寒之邪与阳热相搏，郁阻肌肤所致。

望排出物

望排出物指的是观察由人体排出体外的代谢废物以及官窍分泌的液体，主要包括望呕吐物、痰、涎、涕、二便、经带等。通过观察排出物形、色、质、量的变化，可以了解各有关脏腑的病变以及邪气的性质。

◎ 望痰涎

痰是由肺和气道排出的黏液，涎是从口腔流出的清稀黏液，唾是从口腔吐出的带泡沫的黏液。

痰

- 热痰：痰黄黏稠。→ 因热邪煎熬津液而成。
- 寒痰：痰白而清稀，或有灰黑点。→ 因寒伤阳气，气不化津，湿聚为痰。
- 风痰：痰清稀而多泡沫，常伴面青眩晕、胸闷或喘急等。→ 风邪入内，与内痰相合而成。
- 湿痰：痰白滑量多，易咳出。→ 因脾虚不运，水湿不化，聚而成痰。
- 燥痰：痰少而黏，难以咳出，甚者干咳无痰或有少量泡沫。→ 因燥邪伤肺或肺阴亏虚所致。
- 痰中带血。→ 色鲜红者为热伤肺络，以阴虚火旺者多见。若咳吐脓血腥臭痰，或吐脓痰如米粥，属肺痈，多由热邪犯肺，热毒久蓄，肉腐而成脓。

涎唾

- 口流清涎量多。→ 多见于脾肾虚寒。
- 吐黏涎。→ 多见于脾胃湿热。
- 睡中流涎。→ 多为胃中有热或宿食内停、痰热内蕴。
- 时时吐唾。→ 多为胃中虚冷，或有湿滞，或有宿食。

涕

- 鼻塞流清涕。→ 风寒表证。
- 鼻塞流浊涕。→ 风热表证。
- 鼻反复阵发性流清涕，量多，伴鼻痒，喷嚏频作。→ 多属鼻鼽，为肺气虚，卫表不固。
- 久流浊涕，质稠量多，气腥臭。→ 鼻渊（鼻窦炎）。多因外感风热或湿热蕴阻所致。

◎ 望呕吐物

呕吐是胃气上逆所致。通过观察呕吐物的形、色、质、量，可了解胃气上逆的不同原因。

表现	病因
● **寒呕**：呕吐物清稀无臭。	多由脾肾阳衰或寒邪犯胃所致。
● **热呕**：呕吐物秽浊酸臭。	因邪热犯胃，或肝经郁火，致胃热上逆所致。
● **伤食**：呕吐物酸腐，夹杂未消化食物。	因暴饮暴食损伤脾胃，食积不化所致。若呕吐未消化食物而无酸腐味，多属气滞，由肝郁犯胃所致。
● **痰饮**：呕吐清水痰涎，伴口干不饮、胸闷，苔腻。	脾失健运，胃内停饮所致。
● 呕吐黄绿苦水。	因肝气横逆犯胃，热迫胆汁上溢，胃失和降所致。
● 呕吐鲜血或血紫暗有块，夹杂食物残渣。	多属胃有积热或肝火犯胃，或素有瘀血，血不归经。若脓血混杂，多为胃痈（胃溃疡）。

望小儿指纹

观察3岁以内小儿食指掌侧前缘部的浅表络脉形色变化，以诊察小儿病情。方法是：医生用左手拇指和食指握住小儿食指末端，再以右手拇指侧缘在小儿食指掌侧前缘从指尖向指根部轻推几次，使络脉显露，便于观察。

◎ 食指脉络三关定位

小儿食指按指节分为三关。

风关：食指第一节。

气关：食指第二节。

命关：食指第三节。

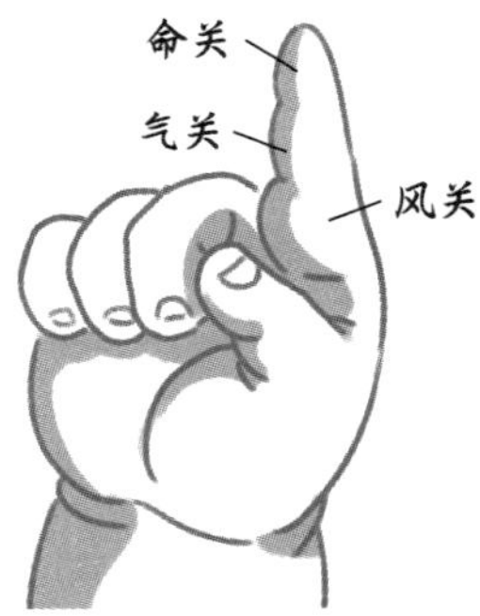

◎ 小儿正常指纹

正常食指指纹在掌侧前缘，纹色浅红，红黄相间，络脉隐隐显露于风关之内，粗细适中。不过，小儿指纹也受多种因素的影响。如年幼儿络脉显露而较长，年长儿络脉不显而略短。皮肤薄嫩者，络脉较显而易见；皮肤较厚者，络脉常模糊不显。肥胖小儿络脉较深而不显；体瘦小儿络脉较浅而易显。天热脉络扩张，指纹增粗变长；天冷脉络收缩，指纹变细缩短。要注意排除相关因素的影响。

◎ 指纹变化与疾病反映

浮沉

- 指纹浮露。 → 病位在表，多见于外感表证。
- 指纹沉隐。 → 为病邪入里，多见于外感病的里证阶段或内伤病证。

颜色

- 指纹色鲜红。 → 外感表证。
- 指纹色紫红。 → 里热证。
- 指纹色青。 → 主疼痛、惊风。
- 指纹色紫黑。 → 血络郁闭，病属重危。
- 指纹色浅淡。 → 多属虚证。
- 指纹色深暗。 → 多属实证。

长短

- 指纹显于风关。 → 邪气入络，病情轻浅。
- 指纹达于气关。 → 邪气入经，病位较深。
- 指纹达于命关。 → 邪气深入脏腑，主病重。
- 指纹透过三关直达指端。 → 病多凶险，预后不佳。

粗细

- 指纹浓滞而增粗。 → 多属热证、实证。
- 指纹浅而纤细。 → 多属寒证、虚证。

望舌

舌与五脏六腑、气血津液有密切联系，特别是与心、脾、胃关系较为密切。心开窍于舌，舌的运动等受心神的支配；脾开窍于口，舌苔是由胃气蒸化谷气，上承于舌面而生成，与脾胃运化功能相应；舌体又赖气血充养。脏腑组织通过经络直接或间接同舌产生联系，体内发生病变，舌象就会出现变化，所以观察舌象的各种变化可以测知脏腑的病变。

◎ 脏腑在舌面上的分布

脏腑病变反映于舌面，有一定的分布规律。舌尖属心、肺，舌边属肝、胆，舌中属脾、胃，舌根属肾。

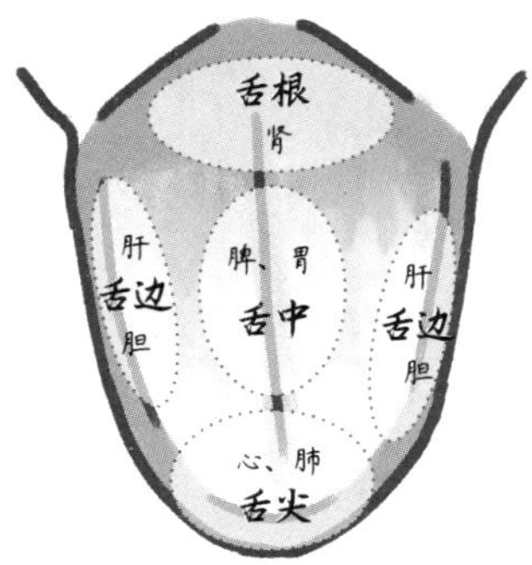

舌诊脏腑部位对应图

◎ 舌诊的意义

1. 判断正气的盛衰

舌质由脏腑气血所主，察舌质可了解脏腑气血的盛衰。

舌质红润，为气血旺盛。

舌质淡白，为气血虚衰。

舌光无苔，为胃气衰败或胃阴枯竭，正气已衰。

2. 判别病位的深浅

薄苔多为疾病初期，病位尚浅，病邪在表。

厚苔多为病邪入里，病位已深。

随着病邪由表入里，苔色也由薄白转黄厚乃至绛紫。

红舌者邪尚在气分，绛紫者则邪已深入营血。

3. 辨别病邪的性质

舌苔黄或灰黑，多属热证。

舌苔白或灰黑滑腻，多属寒证。

舌苔腐腻，常为湿浊痰食内阻。

舌质紫暗或紫斑，为内有瘀血。

4. 推断病势之进退

舌苔由白转黄、由黄转黑，苔质由薄转厚、由润转燥，多为病邪由表入里、由轻变重、由寒化热，说明病进。反之，则为邪热渐消，说明病退。

5. 推测病情的预后

舌苔厚而退，且复生新薄白苔，是邪去正复，预后良好。

患者本有厚苔，突然苔退，且舌光而燥，复不生苔，多为胃气渐绝，预后不良。

若舌象似去膜猪腰，或舌如镜面，或舌糙刺如砂皮而干枯燥裂，均属危候。

◎ 舌诊的方法

舌诊的顺序

先观察舌苔的有无、厚薄、腐腻、色泽、润燥等情况，再观察舌体的色泽、斑点、胖瘦、老幼及动态等情况。

可按舌尖→舌中→舌根→舌两边进行观察，同时也要重视观察舌下络脉及其变化。

刮舌与揩舌

刮舌与揩舌是为了探察舌面的润燥以及舌苔的松腐与坚敛等情况。

方法：用消过毒的刮舌板或压舌板，以轻重适中的力度由舌根向舌尖慢慢刮，连续三五次；或用消毒棉签蘸少许清水，以适中的力量，在舌面上连续揩抹数次。

较薄的浮松苔，可用揩法；较坚实的厚腻苔，可用刮法。

◎ 舌诊的注意事项

1. 光线的影响

光线的强弱与色调对颜色的影响极大，常常会使望诊者对同一颜色产生不同的感觉，易产生错觉。

望舌以白天充足而柔和的自然光线为佳，如在夜间或暗处，用日光灯为好，光线要直接照射到舌面，避免有色光源对舌色的影响。用手机或相机拍摄时，不要用“美颜”模式。

2. 饮食或药品的影响

饮食及药物的摄入可使舌象发生变化。如进食之后，由于食物的反复摩擦，使舌苔由厚变薄；饮水后，可使干燥舌苔变得湿润。过冷过热的饮食及刺激性食物可使舌色发生改变，如刚进辛热食物，舌色可由淡红变为鲜红，或由红色转为绛色。长期服用某些抗生素，可产生黑腻苔或霉腐苔。

某些食物或药物会使舌苔染色，称为染苔。如饮用牛奶、豆浆、椰汁等可使舌苔变白、变厚；食用花生、瓜子、核桃等富含脂肪的食品，短时间可使舌面附着黄白色渣滓，易与腐腻苔相混；食用蛋黄、橘子、柿子、核黄素等，可将舌苔染成黄色；各种黑褐色食品、药品，或吃橄榄、酸梅，长期吸烟等，可使舌苔染成灰色、黑色。染苔多在短时间内自然退去，或经揩舌除去，不会均匀附着于舌面，且与病情不符。如有疑问时，可询问患者饮食、服药等情况进行鉴别，避免误认。

3. 口腔对舌象的影响

牙齿残缺，可造成同侧舌苔偏厚；镶牙，可以使舌边留有齿痕；睡觉时张口呼吸，可以使舌苔增厚、干燥等。这些因素所致的舌象异常，不能作为病理征象，临诊时应仔细鉴别，以免误诊。

4. 伸舌姿势的影响

伸舌时舌体蜷缩，或过分用力，或伸舌时间过长，会影响舌体血液运行而引起舌色改变，或导致舌苔紧凑变样，或舌苔干湿度发生变化。

◎ 舌诊的影响因素

季节与时间

正常舌象往往会随季节和时间的变化而稍有变化。如夏季暑湿盛时，舌苔多厚，或有淡黄色；秋季燥气当令，苔多薄而干；冬季严寒，苔常湿润。再如，晨起舌苔多厚，进食后则舌苔变薄；刚刚起床，舌色可见暗滞，活动之后，则会变得红活。

年龄与体质

在正常人群中，随着年龄的不同与体质的差异，舌象也会呈现不同的情况。比如老年人气血常常偏虚，舌多现裂纹，舌乳头也常见萎缩；小儿易患舌疾，出现白屑或剥苔等；肥胖之人舌多略大，且质淡；消瘦之人舌体略瘦，而质偏红。诸如以上一些现象，在临床上应结合具体情况予以辨别。

◎ 舌诊看什么

舌诊的内容主要包括望舌质和望舌苔两方面。舌质，即舌体，是舌的肌肉脉络组织，为脏腑气血之所荣。望舌质包括望舌的神、色、形、态四方面，以察脏腑的虚实、气血的盛衰。

正常舌象

正常舌象为淡红舌薄白苔。舌质（舌体）柔软、活动自如、舌色淡红。

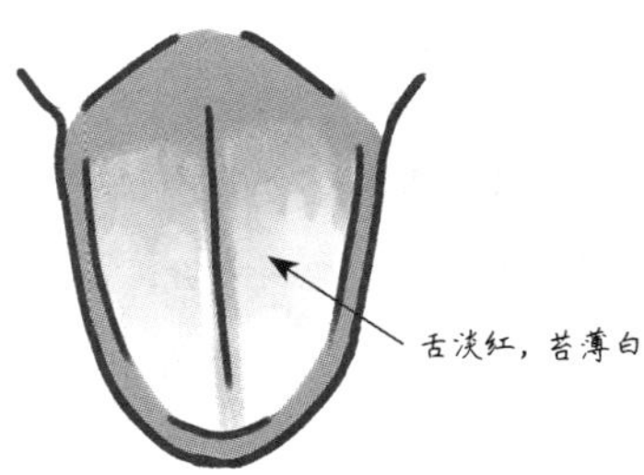

正常舌象

◎ 望舌质

从舌质外观，测知脏腑病变。一般以舌尖诊心肺病变，舌中诊脾胃病变，舌的两边诊肝胆病变，舌根诊肾的病变。

舌神

荣舌：舌质荣润红活，有生气，有光彩，舌体活动自如，故谓舌之有神。为气血充盛的表现，常见于健康人。若在病中，虽病也预后良好。

枯舌：舌质干枯死板，毫无生气，失去光泽，或活动不灵，故谓舌之无神。为气血衰败的征象。病中见枯舌，多属危重病证，预后不良。

舌色

淡红舌：舌质颜色淡红润泽，白中透红，说明心血充足，阳气旺盛。若外感病见舌淡红，多属表证，内伤病见之，多病轻。

淡白舌：舌色较淡红舌质浅，红色较少而白色偏多。一般为气血亏损。

- 舌色枯白，几无血色。→ 主亡血夺气，病情危重。
- 淡白光莹，舌体瘦薄。→ 属气血两虚。
- 淡白湿润，舌体胖嫩。→ 多属阳虚水湿内停。

红舌：比正常舌色红，或呈鲜红色。主热证。

- 舌鲜红而起芒刺，或兼黄厚苔。→ 多属实热证。
- 舌鲜红而少苔，或有裂纹，或红光无苔。→ 多为虚热证。
- 舌尖红。→ 多为心火上炎。
- 舌两边红。→ 多为肝经有热。

绛舌：多由红舌进一步发展而成，较红舌颜色更深，主热盛证。绛色愈深，热邪愈甚。

- 舌绛有苔。 → 多属温热病热入营血，或脏腑内热炽盛。
- 舌绛少苔或无苔，或有裂纹。 → 多属久病阴虚火旺，或热病后期阴液耗损。

青紫舌：青紫舌多由淡白舌或红绛舌发展而成，故其主病是在淡白舌或红绛舌基础上出现气血运行不畅的病理改变。多为热毒炽盛，津液耗损，气血壅滞所致。

- 全舌青紫。 → 全身性血行瘀滞。
- 舌淡紫而润。 → 多为阴寒内盛。
- 舌淡红中泛青紫。 → 肺气壅盛或肝郁血瘀，或气虚。
- 局部舌紫斑、瘀点。 → 局部血络损伤。
- 舌绛紫而干枯少津。 → 为热毒炽盛，营血受灼。

舌形

- **老舌：**舌质纹理粗糙。 → 多主实证。
- **嫩舌：**纹理细致。 → 气血运行不畅，内有水湿，多主虚证。
- **胖大舌：**舌体较正常舌大，舌肌松弛。 → 脾肾阳虚所致，主水肿、痰饮。
- **肿胀舌：**舌体肿大，舌肌呈现胀大状，甚者不能闭口，不能缩回。 → 多因心脾热盛，或酒毒上攻中毒。多为实证。鲜红肿胀，为心脾热盛；舌青紫而肿胀，为酒毒攻心。

- **瘦薄舌：** 舌体较正常舌小而瘦薄。→ 多由阴血耗伤、脾虚精亏、舌失濡养所致。
- **裂纹舌：** 舌面有明显裂痕。→ 由精血亏虚所致，主血虚证。
- **芒刺舌：** 舌体上有红色颗粒突起像刺，触摸时刺手。→ 主邪热太盛，舌边芒刺为肝胆热盛，舌中有芒刺则主胃肠热盛。
- **齿痕舌：** 舌体肿大，边有齿痕。→ 主脾阳虚衰，水湿内停。

舌态

- **痿软舌：** 舌体软弱，无力伸缩，痿废不用。→ 多为气血虚衰，舌体失养所致。
- **强硬舌：** 舌质红而强硬。→ 多见于中风先兆。
- **震颤舌：** 舌体不停颤动。→ 多为肝病，舌质淡白而颤动者为血虚，舌红绛而颤动者为热极生风。
- **歪斜舌：** 舌体不正，伸舌时偏斜于一侧。→ 多为中风或中风先兆。
- **短缩舌：** 舌体紧缩不能伸长，甚则不能抵齿。→ 舌红绛而短缩，属热盛伤津。舌短缩，色淡白或青紫而湿润，多属气血俱虚或寒凝筋脉。舌短缩而胖，苔滑腻，多因脾虚不运，痰浊内蕴，经气阻滞所致。病中见舌短缩，为危重表现。
- **吐弄舌：** 舌体反复伸出口外。→ 多为小儿智力发育不良。

◎ 望舌苔

舌苔是指舌面上附着的一层苔状物，是胃气上蒸所生。望舌苔包括诊察苔质和苔色两方面，以察病位的浅深、病邪的性质、邪正的消长。望舌苔主要是观察舌苔的薄厚、润燥、腐腻、剥（落）苔等的变化。

苔质

薄、厚苔：望苔的薄厚可测知邪气的深浅。

- 薄苔：透过舌苔能见舌体。 → 为疾病初起。
- 厚苔：透过舌苔不见舌体。 → 为病情较重。

舌苔由薄转厚，提示邪气渐盛，或表邪入里，为病进征象。

舌苔由厚转薄，提示正气胜邪，或内邪消散，为病退征象。

润、燥苔：苔的润燥程度反映体内津液的盈亏情况。

- 润苔：舌苔湿润适度。 → 正常，或风寒表证、湿证初起。
- 滑苔：舌面水分过多，甚则伸舌欲滴。 → 水湿之邪内聚。主痰饮、水湿。
- 燥苔：苔干燥无津。 → 津液已伤，或阳气被遏，津液输布障碍。
- 糙苔：苔干结粗糙，津液全无。 → 多为热盛伤津之重证。糙而不干为秽浊盘踞中焦。

舌苔由润变燥，表示热重津伤，或津失输布。

舌苔由燥转润，主热退津复，或饮邪始化。

腐、腻苔：观察苔的腐腻可知阳气与内湿的程度。

- 腐苔：苔质疏松，颗粒较大，舌边、舌中厚，刮之如豆腐渣样。→ 多为食积胃肠或痰浊内蕴。脓腐苔为内痈或邪毒内结。

若病中腐苔渐退，续生薄白新苔，为正气胜邪、病邪消散之象。

若腐苔脱落，不能续生新苔，为病久胃气衰败，属无根苔。

- 苔腻：苔质细密，颗粒细腻。→ 因阳气被遏阻，湿浊痰饮聚集所致。

苔厚腻，多为湿浊、痰饮、积食。

苔白腻不燥，多为脾虚湿困，阻滞气机。

苔白腻而滑，为痰浊、寒湿内阻。

苔黏腻而厚，口中发甜，为脾胃湿热，邪聚上泛。

苔黄腻而厚，为痰热、湿热、暑热内蕴，腑气不畅。

剥（落）苔：苔的剥落情况可反映胃阴、胃气之存亡。剥落范围、大小与气阴或气血不足程度有关。

- 舌红苔剥。→ 多为阴虚。
- 舌淡苔剥。→ 血虚或气血两虚。
- 镜面舌色绛 → 胃阴枯竭，属阴虚重证。
- 舌面光洁如镜，甚则无血色。→ 营血大虚，阳气虚衰，病重难治。

观察舌苔的有无、消长及剥脱变化，不仅能测知胃气、胃阴的存亡，亦可反映邪正盛衰，判断疾病的预后。舌苔从全到剥，是胃之气阴不足，正气渐衰的表现；舌苔剥脱后复生薄白苔，为邪去正胜，胃气渐复之佳兆。

偏、全苔：舌苔遍布舌面，称为全苔。舌苔半布，偏于前、后、左、右某一局部，称为偏苔。

- 舌苔偏于舌尖部。 → 邪气入里未深，而胃气已先伤。
- 舌苔偏于舌根部。 → 外邪虽退，但胃滞依然。
- 舌苔仅见于舌中。 → 常为痰饮、食浊停滞中焦。
- 舌苔偏于左或右。 → 常提示肝胆湿热类疾患。

病中见全苔，常主邪气散漫，多为湿痰中阻之征。舌苔偏于某处，常提示该处所候脏腑邪气停聚。

真、假苔：判断舌苔真假，可辨别疾病的轻重与预后。

- 真苔：也叫有根苔，舌苔坚敛而着实，紧贴于舌面，似从里生。 → 表示有胃气，预后较好。
- 假苔：也叫无根苔，舌苔不着实，似浮涂于舌面之上，刮之即去。 → 表示胃气已衰，预后不良。

苔色

白苔。正常舌苔，亦主表证、寒证。

- 苔薄白而干。 → 外感风热或凉燥之邪。
- 苔薄白而滑。 → 外感寒湿或脾肾阳虚、水湿内停。
- 苔白厚腻。 → 湿浊内停，或为痰饮、食积。
- 积粉苔（苔白如积粉，扪之不燥）。 → 主热证。常见于外感温热病，秽浊湿邪与热毒相结而成。
- 苔白燥裂，粗糙。 → 燥热伤津，阴液亏损。

黄苔：多主里证、热证。从黄的程度可辨别热的轻重。淡黄热轻，深黄热重，焦黄为热极。外感病，苔由白转黄，为表邪入里化热的征象。在伤寒为阳明病，在温病为气分证。

- 苔薄淡黄而润滑。 → 多因寒湿、痰饮聚久化热，或气血亏虚，复感湿热之邪所致。
- 苔黄而干燥，颗粒粗大。 → 邪热伤津，燥结腑实。
- 苔黄腻。 → 湿热或痰饮内蕴，或食积化腐。

舌尖苔黄为热在上焦，舌中苔黄为热在肠胃，舌根苔黄为热在下焦。

灰黑苔：主阴寒内盛，或里热炽盛等。可见于热性病，也可见于寒湿病。无论寒热，均属重证。黑色越深，病情越重。

- 舌边舌尖部呈白腻苔，而舌中舌根部出现灰黑苔，舌面湿润。 → 多为阳虚寒湿内盛，或痰饮内停。
- 舌边舌尖见黄腻苔，而舌中为灰黑苔。 → 多为湿热内蕴，日久不化所致。
- 苔焦黑干燥，舌干裂起刺。 → 热极津枯之证。
- 苔见黑褐色或如有霉斑。 → 胃肠素有湿浊宿食，积久化热，熏蒸秽浊上泛舌面所致，或湿热夹痰。

苔质的润燥是辨别灰黑苔寒热属性的重要指征。在寒湿病中出现灰黑苔，多由白苔转化而成，其舌苔灰黑必湿润多津。在热性病中出现，多由黄苔转变而成，其舌苔灰黑必干燥无津液。

附 1：常见舌象及临床意义

舌质	舌苔	简称	临床意义
淡红	薄白	淡红舌，薄白苔	健康人；风寒表证；病势轻浅
	白苔	舌尖红，白苔	风热表证；心火亢盛
	白似积粉	淡红舌，积粉苔	瘟疫初起；或有内痈
	白腐	淡红舌，白腐苔	痰食内停；胃浊蕴热
	黄白相兼	淡红舌，黄白苔	外感表证将要传里化热
	白腻而厚	淡红舌，白厚腻苔	湿浊痰饮内停；食积胃肠；寒湿痹证
	薄黄	淡红舌，薄黄苔	里热轻证
	黄干少津	淡红舌，黄干苔	里热伤津化燥
	黄腻	淡红舌，黄腻苔	里有湿热；痰热内蕴；食积化热
	灰黑湿润	淡红舌，灰黑润苔	寒证；阳虚
鲜红	白而干燥	红舌，白干苔	邪热入里伤津
	白而浮垢	红舌，白垢苔	正气亏虚；湿热未净
	白黏	红舌，白黏苔	里热夹痰湿；阴虚兼痰湿
	薄黄少津	红舌，薄黄干苔	里热证，津液已伤
	厚黄少津	红舌，厚黄干苔	气分热盛，阴液耗损
	黄腻	红舌，黄腻苔	湿热内蕴；痰热互结
	黑而干燥	红瘦舌，黑干苔	津枯血燥
绛红	焦黄干燥	绛舌，焦黄苔	邪热深重；胃肠热结
	黑而干燥	绛舌，黑干苔	热极伤阴
	无苔	绛舌，无苔	热入血分；阴虚火旺
青紫	黄燥	紫舌，黄燥苔	热极津枯
	焦黑而干	紫舌，苔黑干焦	热毒深重，津液大伤
	白润	青舌，白润苔	阳衰寒盛；气血凝滞

续表

舌质	舌苔	简称	临床意义
淡白	无苔	淡白舌，无苔	久病阳衰；气血俱虚
	透明	淡白舌，无苔	脾胃虚寒
	边薄白中无	淡白舌，中剥苔	气血两虚；胃阴不足
	白	淡白舌，白苔	阳气不足；气血虚弱
	白腻	淡白舌，白腻苔	脾胃虚弱，痰湿停聚
	灰黑润滑	淡白舌，黑润苔	阳虚内寒；痰湿内停

附 2：几种危重、难治的舌象

舌象	具体表现	临床意义及预后
猪腰舌	舌面无苔，如去膜的猪腰	多见于热病伤阴，胃气将绝，主病危
镜面舌	舌深绛无苔而光亮如镜	主胃气、胃阴枯涸，属病危难治
皖白舌	舌色皖白如镜，毫无血色	主营血大亏，阳气将脱，属病危难治
砂皮舌	舌粗糙有刺，如鲨鱼皮，或干燥枯裂	主津液枯竭，病危
干荔舌	舌敛束而无津，形如干荔肉	主热极津枯，病危
火柿舌	舌如火柿色，或色紫而干晦如猪肝色	主内脏败坏，病危
赭黑舌	舌质色赭带黑	主肾阴将绝，病危
瘦薄无苔舌	舌体瘦小薄嫩，光而无苔	属胃气将绝，难治
囊缩卷舌	舌体蜷缩，兼阴囊缩入	属厥阴气绝，难治
舌强语謇	舌体强直，转动不灵，且语言謇涩	多属中风痰瘀阻络，难治
蓝舌而苔黑或白	舌质由淡紫转蓝，舌苔由淡灰转黑，或苔白如霉点、糜点或干燥枯裂	主病危重，难治

第二讲

声音和气味透露健康的密码——闻诊

人体内发出的各种声音和气味，均是在脏腑生理和病理活动中产生的，因此声音和气味的变化能反映脏腑的生理和病理变化，通过闻诊，就可推断正气盛衰和判断疾病。

听声音

诊察患者的声音、语言、呼吸、咳嗽、呕吐、呃逆、嗳气、太息、喷嚏、肠鸣等各种声响，根据声音的大小、高低、清浊，可区别寒热虚实。

正常声音

正常声音具有发声自然、声调和畅、语言流畅、应答自如、言与意符等特点，为气血充盈，发音器官和脏腑功能正常的表现。

由于年龄、性别及禀赋之不同，正常人的声音也有差异。

性别差异：男性多声低而浊，女性多声高而清。

年龄差异：儿童声音尖利清脆，老年人声音多浑厚而低沉。

情志差异：喜时发声多欢悦、怒时发声多忿厉而急、悲哀时发声多悲惨而断续、快乐时发声多舒畅而和缓、敬则发声多正直而严肃、爱则发声多温柔等，这些都属于正常范围，与疾病无关。

◎ 听发声

发声主要指患者在病变过程中说话的声音以及呻吟、惊呼等异常声响。通过声音的变化可判断正气的盛衰、邪气的性质及病情的轻重。语声的辨别要注意语声的有无，语调的高低、强弱、清浊、锐钝，以及有无异常声响。

异常发声

- 语声高亢，洪亮有力，声音连续。 → 多属阳证、实证、热证，是阳盛气实。
- 语声低微细弱，声音断续而懒言。 → 多属阴证、虚证、寒证，多由禀赋不足，气血虚损所致。
- **语声重浊：**发出的声音沉闷而不清晰或似有鼻音。 → 多为外感风寒，或湿浊阻滞，以致肺气不宣，鼻窍不利。
- **音哑、失音：**语声嘶哑者为音哑，语而无声者为失音。两者病因病机基本相同，前者病轻，后者病重。

→ ①新病音哑或失音者：多属实证，多因外感风寒或风热袭肺，或痰湿壅肺，肺气不宣，清肃失司所致。

②久病音哑或失音者：多属虚证，多因各种原因导致精气内伤，肺肾阴虚，虚火灼金（肺），声音难出。

③若久病重病，突现语声嘶哑者：多是脏气将绝之危象。

④妇女妊娠后期出现音哑或失音者：多因胞胎阻碍肾之络脉，肾精不能上荣于咽喉所致，一般分娩后即愈。

失音与失语的区别：

①失音是神志清楚而不能发出声音，即“语而无声”。

②失语为神志清楚，虽能发出声音，但表达障碍而言语难成，或语不成句，即“有声而无语”，多见于中风或脑外伤之后遗症。

- 惊呼：突然发出惊叫声。其声尖锐，表情惊恐。 → 多为剧痛或惊恐所致。①小儿阵发惊呼，多为受惊。②成人发出惊呼，除惊恐外，多属剧痛，或精神失常。

◎ 听语言

听辨患者语言的表达与应答能力有无异常、吐字的清晰程度等。语言的异常主要是心神的病变。

异常语言

表现	临床意义
谵语：神识不清，语无伦次，声高有力。	多由邪热内扰神明所致，属实证、热证。见于痰热扰乱心神。
郑声：神识不清，语言重复，时断时续，语声低弱模糊。	多因久病脏气衰竭，心神散乱所致，属虚证。见于多种疾病的晚期、危重阶段。
独语：自言自语，喃喃不休，见人语止，首尾不续。	多因心气不足，神失所养，或气郁痰阻，蒙蔽心神所致，属阴证。多见于癫病、郁病。
错语：神识清楚而语言时有错乱，说后自知言错。	①虚证：多因心气不足，神失所养，多见于久病体虚或老年脏气衰微者。②实证：多为痰浊、瘀血、气郁等阻碍心神所致。
狂言：精神错乱，语无伦次，狂躁妄言。	多因情志不遂，气郁化火，痰火互结，内扰神明所致。多属阳证、实证，多见于狂病、伤寒蓄血证等。
语謇：神志清楚，思维正常，但语言不流利，或吐字不清。	病中语言謇涩，常与舌强并见者，多因风痰阻络所致，为中风之先兆或中风后遗症。因习惯而成者，俗称口吃，不属病态。

◎ 听呼吸

听呼吸主要是诊察患者呼吸的快慢、是否均匀通畅，以及气息的强弱粗细、呼吸音的清浊等。

有病而呼吸正常，是形病气未病；呼吸异常，是形气俱病。

呼吸气粗，疾出疾入者，多属实证；呼吸气微，徐出徐入者，多属虚证。

异常呼吸

- **喘：**呼吸困难、短促急迫，甚至张口抬肩、鼻翼扇动、难以平卧。→ 多与肺、肾等脏腑有关。
  ①实喘：发作急骤，呼吸深长，声高息粗。多为风寒袭肺或痰热壅肺、痰饮停肺所致。
  ②虚喘：发病缓慢，声低气怯，息短不续，动则喘甚。多为肺气不足，肺肾亏虚，气失摄纳所致。

- **哮：**呼吸急促似喘，喉间有哮鸣音，常反复发作，缠绵难愈。→ 多因痰饮内伏，复感外邪而诱发；也可因久居寒湿之地，或过食酸、咸、生冷之物等而诱发。

哮与喘的区别：

喘不必兼哮，但哮必兼喘。喘以气息急迫、呼吸困难为主；哮以喉间哮鸣声为特征。

- **短气：**呼吸气急短促，不相接续，似喘而不抬肩，喉中无痰鸣音。→
  ①虚证：短气兼有形瘦神疲、声低息微等，多因体质虚弱或元气亏损所致。
  ②实证：短气常兼有呼吸声粗，或胸部窒闷，或胸腹胀满等，多因痰饮、胃肠积滞、气滞或瘀阻所致。

- **少气：**呼吸微弱而声低，气少不足以息，言语无力。 → 主诸虚劳损，多因久病体虚或肺肾气虚所致。
- **鼻鼾：**熟睡或昏迷时鼻喉发出的一种声响，是气道不利所发出的异常呼吸声。 → ①熟睡有鼾声，多因慢性鼻病，或睡姿不当所致，老年人及体胖多痰者较常见。②昏睡不醒或神识昏迷而鼾声不断者，多属高热神昏，或中风入脏之危候。

◎ 听咳嗽

咳嗽多因六淫外邪袭肺、内伤损肺，或有害气体刺激等而致肺失宣降，肺气上逆所致。有声无痰谓之咳，有痰无声谓之嗽，有痰有声谓之咳嗽。

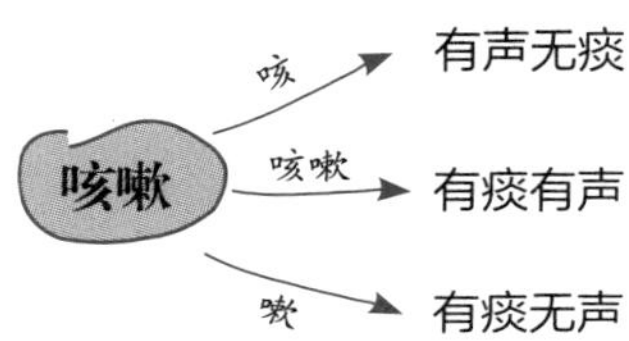

咳嗽

- 咳声重浊沉闷。 → 多属实证，多因寒痰湿浊停聚于肺，肺失肃降所致。
- 咳声轻清低微。 → 多属虚证，多因久病耗伤肺气，失于宣降所致。
- 咳声重浊，痰白清稀，鼻塞不通。 → 多因风寒袭肺，肺失宣降所致。
- 咳嗽声高响亮，痰稠色黄，不易咳出。 → 多属热证，多因热邪犯肺，灼伤肺津所致。

症状	病因
咳嗽痰多，易于咳出。	多因痰浊阻肺所致。
干咳无痰或痰少而黏，不易咳出。	多属燥邪犯肺或阴虚肺燥所致。
咳呈阵发，连续不断，咳止时常有鸡鸣样回声。	为“百日咳”。多因风邪与痰热搏结所致，常见于小儿。
咳声如犬吠，伴有声音嘶哑、吸气困难，喉中有白膜生长。	为白喉。时行疫毒攻喉所致。

◎ 听呕吐

根据呕吐声音的强弱和吐势的缓急，可判断其寒热虚实。一般暴病多实，久病多虚。

呕吐

症状	病因
吐势徐缓，声音微弱，呕吐物清稀。	属虚寒证。常因脾胃阳虚，脾失健运，胃失和降，胃气上逆所致。
吐势较猛，声音壮厉，呕吐出黏稠黄水，或酸或苦。	多属实热证。常因邪热犯胃，胃失和降，胃气上逆所致。
呕吐酸腐味食物。	多属伤食。
朝食暮吐、暮食朝吐。（胃反）	多属脾胃阳虚证。
口干欲饮，饮后则吐。（水逆）	多因饮邪停胃，胃气上逆所致。

◎ 听呃逆

呃逆指从咽喉发出的一种不由自主的冲击声，是胃气上逆的表现。根据呃声的高低强弱、间歇时间的长短，可判断病证的虚实寒热。

呃逆

- 呃声频作，高亢而短，其声有力。 ➡ 多属实证。
- 呃声低沉，声弱无力。 ➡ 多属虚证。
- 新病呃逆，其声有力。 ➡ 多属寒邪或热邪客胃。
- 久病、重病呃逆不止，声低无力。 ➡ 属胃气衰败之危候。

突发呃逆，呃声不高不低，持续时间短暂，无其他病史及兼症者，多属饮食刺激，或偶感风寒。一般为时短暂，不治自愈。

◎ 听嗳气

嗳气是指气体从胃中上逆出咽喉所发出的一种声长而缓的症状，俗称“打饱嗝”，是胃气上逆的表现。根据嗳声和气味的不同，可判断虚实寒热。

嗳气

- 嗳气酸腐，兼脘腹胀满。 ➡ 多因宿食内停，属实证。
- 嗳气频作而响亮，嗳后脘腹胀减，嗳气发作因情志变化而增减。 ➡ 多为肝气犯胃，属实证。

- 嗳气频作，兼脘腹冷痛，得温症减。 → 多为寒邪犯胃，或为胃阳亏虚。
- 嗳声低沉断续，无酸腐气味，兼见食少纳呆。 → 为脾胃虚弱，属虚证。

饱食或喝碳酸饮料之后，偶有嗳气，无其他兼症者，不属病态。

呃逆与嗳气的区别：前者声短而频，后者声长而缓。

◎ 听太息

太息是指患者情志抑郁，胸闷不畅时发出的长吁或短叹声。多是情志不遂，肝气郁结的表现。

◎ 听喷嚏

喷嚏是肺气上逆于鼻而发出的声响。

喷嚏

- 新病打喷嚏，兼有恶寒发热、鼻塞流清涕等症状。 → 多因外感风寒，鼻窍不利之故，属表寒证。
- 季节变化时，反复打喷嚏，鼻痒，流清涕。 → 多因气虚、阳虚之体，受风邪袭扰所致。

应注意喷嚏的次数及有无兼症。偶发喷嚏，不属病态。

◎ 听肠鸣

正常肠鸣声低弱而和缓，一般难以直接听见；当腹中气机不利，导致胃肠中水气相搏而发出声响，则可听见。

肠鸣增多

症状为脘腹部鸣响如囊裹浆，辘辘有声，行走或推抚脘部时，其声下移者，称为振水声。若是饮水过后出现肠鸣多属正常；非饮水而常见此声，多为水饮留聚于胃，为中焦气机阻遏所致。

- 鸣响在脘腹，如饥肠辘辘，得温得食则减，饥寒则重。➡ 为中气不足，胃肠虚寒。
- 肠鸣高亢而频急，脘腹痞满，泄泻。➡ 多为感受风寒湿邪以致胃肠气机紊乱所致。
- 伴有腹痛、便急难忍、腹泻或水样便，或伴见呕吐。➡ 属饮食不洁。
- 肠鸣阵作，伴有腹痛欲泻、泻后痛减、胸胁满闷不舒。➡ 为肝脾不调。

肠鸣稀少

- 肠鸣稀少。➡ 多因肠道传导功能障碍所致，如实热蕴结肠胃、肝脾不调、脾肺气虚、阴寒凝滞等。
- 肠鸣消失，脘腹部胀满疼痛拒按。➡ 多属肠道气滞不通之重证。

嗅气味

所嗅气味分为病体的气味与病室的气味两种。病体的气味包括口气、汗、痰、涕、呕吐物、二便、经、带等的异常气味。病室的气味，是指由病体本身所发出的气味。气味从病体发展到病室，可反映疾病的严重情况。

◎ 嗅病体之气

口气

- 口中散发臭气。→ 多与口腔不洁、龋齿、消化不良、胃热有关。
- 口气酸臭。→ 胃肠积滞。
- 口气腐臭。→ 内有疮疡溃脓。
- 口气臭秽难闻，牙龈腐烂。→ 多为牙疳。

汗气

- 汗气腥膻。→ 风湿热邪久蕴皮肤，津液受到蒸变或汗后衣物不洁所致。
- 汗气臭秽。→ 多见于瘟疫或暑热火毒炽盛。
- 腋下随汗散发阵阵膻臊气味。→ 多因湿热郁蒸所致。可见于狐臭。

痰涕之气

- 咳痰黄稠，气腥。 → 肺热壅盛。
- 咳吐脓血、腥臭痰。 → 为肺痈，多因痰热壅肺，血腐化脓所致。
- 咳痰清稀量多，无异味。 → 寒饮停肺。
- 鼻流清涕，无异味。 → 外感风寒表证。
- 久流浊涕，腥秽状如鱼脑。 → 鼻渊。

呕吐物之气

- 呕吐物清稀无气味。 → 多属胃寒。
- 呕吐物酸臭秽浊。 → 多属胃热。
- 呕吐未消化食物，味酸腐。 → 为食积。
- 呕吐脓血而腥臭。 → 多内有溃疡。

排泄物之气

- 大便酸臭难闻。 → 多为肠有郁热。
- 大便溏泄而腥。 → 多为脾胃虚寒。
- 大便臭如败卵，矢气酸臭。 → 多属宿食停滞。
- 小便腥臭，黄赤浑浊。 → 多属膀胱湿热。
- 经血臭秽。 → 多属热证。
- 经血气腥。 → 多属寒证。
- 带下臭秽而黄稠。 → 多属湿热。
- 带下腥臭而清稀。 → 多属寒湿。

注意：

带下奇臭而有杂色者，需进一步检查是否为癌。

◎ 嗅病室之气

病室之气是指病室中的患者散发出来的气味，一般都是危重之象。不同的病发出的气味也会有所不同。

病室之气

气味		提示
臭气触人，轻则盈于床帐，重则充满病室。	→	瘟疫。
血腥味。	→	多属失血证。
烂苹果味。	→	多见于消渴病，病情危重。
腐臭味。	→	多为溃腐疮疡。
尿臊味。	→	多见于水肿病晚期患者。
尸臭味。	→	脏腑衰败，病情危重。

第三讲

病情聊出来——问诊

问诊是医生通过对患者或陪诊者进行有目的的询问，以了解患者健康状态，诊察病情的方法。

问一般情况

一般情况包括患者姓名、性别、年龄、婚否、民族、职业、籍贯、工作单位、现住址等。询问一般情况，一方面便于医生与患者或家属进行联系和随访，对患者的疾病诊疗负责；另一方面可使医生获得与疾病有关的资料，为诊断治疗提供一定依据。

年龄

- 水痘、麻疹、顿咳等病多见于小儿。
- 胸痹、中风等多见于中老年人。
- 青壮年：气血充盛，抗病能力强，患病多属实证。
- 老年人：气血已衰，抗病能力弱，患病虚证居多。

性别

- 妇女：如有无月经、带下、妊娠、产育等方面的疾病。
- 男子：有无遗精、阳痿等疾病。

职业

患病常与所从事的职业和工作环境有关，如长期从事水中作业者，易患寒湿痹病；肺尘埃沉着病、汞中毒、钴中毒等与职业密切相关。

籍贯

- 某些地区人易患瘿瘤（甲状腺疾病）。
- 疟疾在岭南等地发病率较高。
- 蛊虫病多见于长江中下游一带。

问主诉

主诉，就是患者感受最主要的痛苦或最明显的症状或（和）体征，也就是本次就诊最主要的原因及持续时间。

主诉一般只有一两种症状，即病和证的主症。主诉通常是患者就诊的主要原因，也是疾病的主要矛盾所在，是调查、认识、分析、处理疾病的重要线索。通过主诉通常可初步估计疾病的范畴和类别、病势的轻重缓急。

主诉应用一两句话加以概括，并同时注明主诉自发生到就诊的时间，如“咽痛、高热 2 天”“发热、咳嗽 3 天”“关节游走性疼痛 6 个月”等。

问个人生活史

个人生活史包括生活经历、饮食起居、精神情志、婚姻生育等。

生活经历

包括患者的出生地、经历地、居住地以及居住的时间，尤其应注意是否到过某些病高发区或传染病流行区域，以此来分析患者所患疾病是否与该地区的地方病或传染病有关。

饮食起居

了解患者的生活起居、饮食嗜好，对于分析病情具有一定的意义。饮食不当，生活起居失调，容易引起某些疾病。如偏嗜肥甘，多病痰湿；贪食生冷，易患寒证；偏食辛辣，易患热证。好逸恶劳，易生痰湿、瘀血；劳倦过度，易患诸虚劳损。起居失常，喜饮酒，易患胃病、肝病等。

精神情志

平时的性情、精神状态对某些疾病的发生、发展与变化有一定影响。因此，了解患者的性格及其当前的精神状态，有助于对当前疾病的判断及辅助治疗。

如患者平素性格内向，或忧思恼怒者，易患郁证；若病起于情志刺激者，多出现肝气郁结、肝郁化火等证候表现。对于此类患者，在进行药物治疗的同时，还应辅以心理疏导，帮助患者尽快康复。

婚姻生育

对成年男女，应询问其婚姻、生育和配偶的健康状况，以及其有无传染性疾病和遗传性疾病等状况。

女性患者要询问其经、带、胎、产情况。

男性患者应询问是否患过影响生育的疾病。

问病史

问现病史

现病史包括疾病从起病之初到就诊时病情演变与诊治的全部过程，以及就诊时的全部自觉症状。

起病情况

包括起病的环境与时间，自觉有无明显的起病原因或诱因，是否有传染病接触史，起病的轻重缓急，疾病初起的症状及其部位、性质、持续时间及程度等。

病情演变

按时间顺序询问从起病到就诊时病情发展变化的主要情况，症状的性质、部位、程度有无明显变化，其变化有无规律性，影响变化的原因或诱因是否存在，病情演变有无规律性，其总的趋势如何。

诊疗过程

询问起病之初到就诊前所作过的诊断与治疗情况。疾病初起曾到何处就医？作过何种检查？检查结果如何？诊为何病？作何治疗？服用何药物，以及剂量、用法、时间、效果如何？有否出现其他不良反应等。

现在症状

询问这次就诊的全部自觉症状，这是问诊的主要内容（见下节详述）。

问既往病史

既往的健康与患病情况常常与现患疾病有一定的联系，可作为诊断现有疾病的参考。

既往病史包括既往健康状况，曾患过何种主要疾病（不包括主诉中所陈述的疾病），诊治的主要情况，现在是否痊愈，或留有何种后遗症，是否患过传染病，有无药物或其他过敏史。对小儿还应注意询问既往预防接种情况。

问家族病史

询问患者直系亲属或者血缘关系较近的旁系亲属的患病情况，有无传染性疾病或遗传性疾病。许多传染病的发生与生活密切接触有关，如肺痨（肺结核）等。有些遗传性疾病则与血缘关系密切，如癫痫等。

问现在症状

◎ 问寒热

恶寒和发热是由感受外邪的性质和机体阴阳的盛衰两个方面决定的。通过询问患者恶寒发热的状况，就可以辨别病变的性质和阴阳的盛衰。

恶寒发热

恶寒发热即发热怕冷，为伤寒、温病等多种外感热病的常见症状。

- 恶寒与发热同时并见。→ 外感表证的主要症状，见于外感病初期。
- 恶寒重，发热轻。→ 多属于外感风寒的表寒证。
- 发热重，恶寒轻。→ 多属于外感风热的表热证。
- 发热轻而恶风。→ 外感风邪所致。

恶寒和恶风皆属恶寒，只是轻重程度不同。

但寒不热

疾病过程中，患者只有怕冷的感觉而没有发热的症状。

- **新病恶寒：**患者病初即怕冷但体温不高。伴脘腹或其他局部冷痛剧烈，或四肢不温、呕吐泄泻、咳喘痰鸣，脉沉紧。→ 主要见于里实寒证。因感受寒邪较重，寒邪直中脏腑、经络所致。
- **久病畏寒：**患者经常怕冷，四肢凉，得温可缓。常兼面色㿠白，舌淡胖嫩，脉弱。→ 主要见于里虚寒证。多因阳气虚衰，形体失于温煦所致。

但热不寒

患者只觉得发热、恶热而不怕寒冷。主要见于阳盛或阴虚的里热证。按症状分为壮热、潮热、微热。

- **壮热**：体温超过 39℃持续不退，不恶寒反恶热，伴有面赤汗多、口渴、喜欢喝冷水、舌红苔黄等热盛症状。→ 里实热证。

- **潮热**：发热像潮汐一样有规律。
  阴虚潮热（午后或夜间发热）→ 多因阴虚火旺所致。
  阳明潮热（午后发热明显或加重）→ 肠胃燥热内结所致。
  湿温潮热（扪之稍久才觉烫手）→ 多因湿邪内伏所致。

- **微热**：发热不高，一般在 38℃以下。→ 常见于温病后期和某些内伤杂病。

微热按病机可分为阴虚发热、气虚发热、气郁发热和小儿夏季热。

阴虚发热：长期低热，兼颧红、五心烦热。→ 阴虚所致。

气虚发热：长期微热，烦劳则甚，或仅面部发热而体温不高，兼见少气自汗、倦怠乏力等症状。→ 属脾气虚损。

气郁发热：常因情志不舒而时有发热，兼见胸闷、烦躁易怒等症状。→ 属肝气郁结。

小儿夏季热：小儿在夏季气候炎热时长期发热不已，兼见烦躁、口渴、无汗、多尿等症，至秋凉时不治自愈。→ 属气阴两虚。

寒热往来

恶寒与发热交替发作，即一会儿怕冷、一会儿发热，而且怕冷的时候就不发热，发热的时候就不怕冷，属半表半里证。

- **寒热往来无规律：**感觉时冷时热，发作没有时间规律，见于少阳病。 → 因此时正邪相当，正胜则发热，邪胜则恶寒。
- **寒热往来有规律：**寒战与高热交替发作，发作时有一定的时间规律，每日或两三日发作一次，伴头痛剧烈、口渴、多汗、汗出热退、持续反复等症状。 → 常见于疟疾。

◎ 问汗

汗是津液的组成部分，正常的出汗有调和营卫、滋润皮肤等作用。一般外感内伤均可引起出汗失常，询问患者出汗情况，可鉴别疾病的表里寒热虚实。

有汗无汗

疾病过程中，特别是外感疾病，汗的有无是判断病邪性质和卫阳盛衰、津液盈亏的重要依据。

- 表证无汗，兼见恶寒重、发热轻。 → 多属风寒表证。
- 里证无汗，兼见口不甚渴，舌绛而干。 → 多因阴津亏虚。
- 表证有汗，兼见发热恶寒、咽痛鼻塞。 → 多见于风热表证。
- 里证有汗，兼见发热面赤、口渴饮冷。 → 多见于里热证。

特殊汗出

- **自汗：**白天经常汗出不止，动则更甚。→ 多属气虚证、阳虚证。
- **盗汗：**入睡则汗出，醒后汗自止。→ 多属阴虚内热证。
- **战汗：**先全身战栗抖动而后出汗。→ 多是病情处在转折关头的表现。
- **黄汗：**汗黄沾衣，多见于腋窝部。→ 为风湿热邪交蒸所致。
- **绝汗：**病势严重时患者大汗不止。→ 亡阴或亡阳，属危证。若汗出后热势减退，全身清凉，为病情向好；汗出后热势不减且患者感到烦躁不安，为病情向危。

局部汗出

- 头部出汗 → 多是湿热交蒸。
- 手足心出汗 → 多是脾胃虚弱或脾胃湿热内阻。
- 胸窝部出汗 → 多是心气虚弱或心血不足。
- 上半身出汗 → 多属阳气虚。
- 下半身出汗 → 多属阴虚内热或是阴阳两虚。
- 汗出在左（右）半身 → 可见于中风半身不遂（无汗一侧为瘫痪肢体）。

◎ 问疼痛

疼痛的部位

问疼痛的部位，可判断疾病的位置及相应经络脏腑的变化情况。

头痛

- 起病急而头痛剧烈。→ 风、寒、暑、湿、火以及痰浊、瘀血阻滞或上扰清阳，多为实证。
- 病程较长，头痛较轻。→ 气血阴阳亏虚，不能上荣于头，脑窍空虚所致，多为虚证。

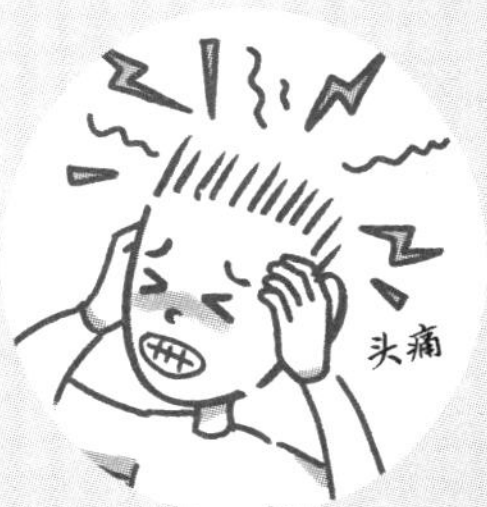

前额痛，病在阳明经。

后头痛，病在太阳经。

两侧头痛，病在少阳经。

头顶痛，病在厥阴经。

注：某些耳、目、鼻的病变也可引起头痛。

胸痛

胸痛多为心肺病变，总由胸部气机不畅所致。

- 左胸心前区憋闷作痛，时痛时止，界限不清，常放射至左肩、臂内侧。→ 多属于心阳不振、痰浊阻滞所致的胸痹。
- 胸背彻痛剧烈，如针刺刀绞，面色青灰，手足青冷，冷汗淋漓。→ 多因心脉急骤闭塞所致，见于真心痛，病情危急。
- 胸痛，咳喘气粗，壮热面赤。→ 多因热邪壅肺，肺络不利所致。
- 胸痛伴有潮热、盗汗、颧红、痰中带血。→ 多因肺阴亏虚，虚火灼络所致，可见于肺痨等。

- 胸痛伴高热、喘促鼻扇、咳吐铁锈色痰。 → 多为热邪或痰热壅肺所致。

胁痛

- 胁肋胀痛或窜痛，情志抑郁或易怒，胸闷，善太息。 → 属肝郁气滞。
- 胁肋胀痛，纳呆，厌食油腻，身目发黄，舌红苔黄腻。 → 属肝胆湿热。
- 胁肋灼痛，头晕胀痛，面红目赤，口苦，烦躁易怒，舌红苔黄。 → 属肝胆火盛。
- 胁肋刺痛，触及肿块，固定拒按，夜间痛甚，舌紫暗。 → 属肝血瘀阻。
- 肋间饱满胀痛，咳唾痛剧。 → 多属饮停胸胁

胃脘痛

- 进食后胃脘疼痛加剧。 → 多属实证，因寒、热、气滞、瘀血和食积所致。
- 进食后疼痛缓解。 → 多属虚证，因胃阴虚或胃阳不足，胃失所养引起。
- 灼热疼痛，消谷善饥。 → 多属胃火炽盛。
- 遇冷痛剧，得热痛减。 → 多属寒邪犯胃。
- 胀痛嗳气、郁怒则痛甚。 → 多属胃腑气滞。

腹痛

- 疼痛剧烈而拒按。 → 多因寒凝、热结、寒湿、湿热、气滞、结石、血瘀、食积和虫积等所引起，属实证。
- 疼痛较缓而喜按。 → 多由气虚、血虚、阳虚等所引起，属虚证。

背痛

- 背痛连及项部。 → 多因寒邪侵袭太阳经所致。
- 肩背作痛。 → 多因寒湿阻滞，经气不利所致。
- 脊痛不能俯仰。 → 多因寒湿阻滞或督脉损伤所致。

腰痛

腰痛常见于肾脏及其周围组织的病变。

- 腰痛以两侧为主，疼痛隐隐，活动则疼痛感加剧。 → 多属肾虚。
- 腰部冷痛沉重，阴雨天加重。 → 多属寒湿侵袭。
- 腰脊疼痛连及下肢，呈放射性疼痛，腿抬高受限。 → 多属经络阻滞，常见于坐骨神经痛。
- 腰部突然剧痛，向少腹部放射，尿血。 → 多因结石阻滞。

因肾中精气、阴阳虚损，不能温煦、滋养所致的腰痛，属于虚证。

因风寒湿邪阻滞经脉，或瘀血阻络而导致的腰痛，属于实证。

四肢痛

- 四肢疼痛，游走不定。→ 行痹，以感受风邪为主。
- 疼痛剧烈，遇寒尤甚，得热痛缓。→ 痛痹，以感受寒邪为主。
- 痛处固定不移。→ 着痹，以感受湿邪为主。
- 关节红肿热痛。→ 热痹，因感受热邪或湿热之邪而致。
- 关节疼痛，肿大变形，屈伸受限。→ 尫痹（类风湿关节炎），多因湿热久蕴，痰瘀阻络，筋脉拘挛而致。
- 足跟痛或胫膝酸痛。→ 多因肾虚所致，常见于老年人或体弱者。

周身疼痛

- 新病周身疼痛。→ 多属实证，常因感受疫毒邪热、湿热或风寒、风湿，经气不疏而致。
- 久病卧床不起，而周身作痛。→ 多属虚证，常因气血亏虚或气血运行不畅，形体失养所致。

疼痛的性质

问疼痛的性质、特点，有助于辨析疼痛的病因病机。

新痛为实，久痛为虚。
拒按为实，喜按为虚。

胀痛

胀痛常表现为疼痛部位不固定，常因情绪波动而加剧。

- 胸胁、脘腹等处胀痛，时发时止，嗳气、矢气后减轻。→ 多因气滞所致。
- 头目胀痛。→ 多为肝阳上亢或肝火上炎，使气血壅滞脑窍所致。

刺痛

疼痛拒按，夜间尤甚。多由瘀血阻滞，血行不畅而引起。常出现在胸胁、脘腹等部位。

冷痛

疼痛伴有冷感而喜暖。常出现在腰脊、脘腹、四肢、关节等部位。

- 因寒邪阻络，收引凝滞所致，属实寒证。
- 因阳气不足，脏腑经脉失于温煦而致，属虚寒证。

灼痛

疼痛伴有灼热感，喜凉恶热。常见于胃脘、胸胁、咽喉、关节等部位。

- 因火热之邪流窜经络所致，为实热证。
- 因阴虚火旺，虚火灼络所致，为虚热证。

酸痛

疼痛伴有酸软感。常见于四肢、项背、腰膝等部位，多因湿邪侵袭肌肉、关节，气血运行不畅所致，亦可因肾虚骨髓失养而引起。

重痛

疼痛伴有身体沉重感。常见于头部、四肢、腰部以及全身。多因湿邪困阻气机所致。

绞痛

疼痛剧烈如刀绞。多因有形实邪阻闭气机，或者是外感寒邪，寒凝气滞，寒性收引，筋脉挛急收引所致。

寒邪引起的疼痛，一般较重，如寒邪犯胃引起的胃脘绞痛等。

空痛

疼痛伴有空虚感。常见于头部或小腹部，多半是由于气血亏虚，阴精不足，组织器官失于荣养所致。

隐痛

疼痛的程度较轻微，能忍耐，但绵绵不休。多为阳气亏虚，或气血不足，导致经脉气血运行滞涩所致。

◎ 问头身胸腹不适

头晕

患者自觉头部有眩晕感，重者感觉自身或景物旋转，站立不稳。

- 头晕，伴胀痛、口苦、易怒。 → 肝火上炎、肝阳上亢。
- 头晕，伴面白、神疲乏力，舌淡脉弱。 → 气血亏虚。
- 头晕，伴头重、痰多，苔腻。 → 痰湿内阻，清阳不升。
- 头晕，伴耳鸣、腰酸、遗精。 → 肾虚精亏，髓海失养。
- 外伤后出现头晕刺痛。 → 瘀血阻滞脑络。

胸闷

胸闷，亦称为“胸痞”“胸满”，多与心、肺等脏器气机不畅，肺失宣降，肺气壅滞有关。

- 胸闷，伴心悸气短。 → 心气不足或心阳不足。
- 胸闷，伴咳喘痰多。 → 痰饮停肺。
- 胸闷，伴壮热、鼻翼扇动。 → 热邪或痰热壅肺。
- 胸闷，伴气喘、畏寒肢冷。 → 寒邪客肺。
- 胸闷，伴气喘、少气。 → 肺气虚或肾气虚。

心悸怔忡

患者经常自觉心跳、心慌、悸动不安，甚至不能自主。多为心神失藏或心脏病变所致。

心悸 —惊悸→ 因惊恐而致心悸，或心悸易惊、恐惧不安。（常由外因引起，如目见异物、遇险临危等）

↓ 进一步发展

心悸 —怔忡→ 无明显外界诱因而心跳剧烈，上至心胸、下至脐腹。（多由内因引起，劳累即发）

- 心悸，气短，乏力，自汗。 → 多属心气、心阳亏虚，鼓动乏力。
- 心悸，面白唇淡，头晕气短。 → 多属气血两虚，心神失养。
- 心悸，颧红，盗汗。 → 多属心阴不足，心神失养。
- 心悸时作时止，胸闷，痰多。 → 多属胆郁痰扰。
- 心悸，下肢或面部浮肿，喘促。 → 多属阳虚水泛，水气凌心。
- 心悸，短气喘息，胸痛不移，舌紫暗。 → 多属心脉痹阻，血行不畅。

胁胀

胁的一侧或两侧有胀满不舒之感，多见于肝胆经病变。

- 胁肋胀痛，太息易怒，脉弦。 → 多因肝气郁结所致。
- 胁肋胀痛，身目发黄，口苦，苔黄腻。 → 多因肝胆湿热所致。

脘痞

患者自觉胃脘胀闷不舒，多属脾胃病变。

- 脘痞，伴嗳腐吞酸。 → 食积胃脘。
- 脘痞，伴食少、便溏。 → 脾胃气虚。
- 脘痞，伴饥不欲食、干呕。 → 胃阴亏虚。
- 脘痞，伴纳呆呕恶，苔腻。 → 湿邪困脾。
- 脘痞，伴胃脘有振水声。 → 饮邪停胃。

腹胀

患者自觉腹部胀满不舒，如物支撑，多因气机不畅所致。

- 腹部时胀时减而喜按。 → 多属虚证。
- 持续胀满不减而拒按。 → 多属实证。
- 腹部胀大如鼓，皮色苍黄，腹壁青筋暴露。 → 多由气、血、水等邪结聚于腹内而成。

身重

患者自觉身体有沉重酸困的感觉，多与水湿泛溢及气虚不运有关。

- 身重，脘闷，苔腻。 → 多因湿困脾阳，阻滞经络所致。
- 身重，浮肿。 → 水湿泛溢肌肤所致。
- 身重，嗜卧，疲乏。 → 多因脾气虚，不能运化精微布达四肢所致。
- 热病后期见身重乏力。 → 多系邪热耗伤气阴，形体失养所致。

麻木

患者肌肤感觉减少，甚至消失，多见于头面、四肢部位。

多由气血亏虚，或风痰湿邪阻络、气滞血瘀等所致。

乏力

患者自觉肢体倦怠无力，为多种内科疾病的常见症状。

常因气血亏虚或脾虚湿困等导致，与肝脾两脏关系较为密切。

◎ 问耳目

询问耳、目情况，可了解肝、胆、肾、三焦及其他脏腑的病变。

问耳

耳鸣

耳中有响声，如潮水或蝉鸣，妨碍听觉，或单侧，或双侧，或持续，或时发时止。

- **实证：**暴鸣声大，以手按之更甚。→ 多由肝、胆、三焦之火循经上扰，或脾湿过盛、清阳不升、清窍失养所致。
- **虚证：**鸣声渐小，以手按之可减轻。→ 多由肾虚精亏，髓海不充，耳失所养而致。

耳聋

重听指听声音不够清楚，多因风邪，或下元已亏，上盛下虚所致。耳聋指患者有不同程度的听力减退，甚至听觉丧失，常由耳鸣发展而成。

- **虚证：**日久渐成，常见于老年体弱者。 → 多因肾之精气亏虚，耳窍失荣所致。
- **实证：**骤发重听、耳聋。 → 常因肝胆火扰，痰浊上蒙，或风邪上袭耳窍所致。

年老重听、耳聋渐成者，一般是生理现象，多是精衰气虚之故。

凡属虚证重听、耳聋者，均较难治。

问目

目眩

视物眩转动荡，如坐舟车。

- 兼见头晕头胀、面赤耳鸣、腰膝酸软。 → 为肾阴亏虚、肝阳上亢所致。
- 兼见头晕胸闷、体倦肢麻、恶心，苔腻。 → 为痰湿内蕴、清阳不升所致。

目昏

两目昏花、干涩、视物不清，可见于久病、虚证患者及老年人，多由气虚、肝血不足、肾精亏耗，目失所养而致。

目痛

- 目剧痛难忍，面红目赤。→ 多因肝火上炎所致。
- 目赤肿痛，羞明多眵。→ 多因风热上袭所致。
- 目微痛微赤，时痛时止而干涩。→ 多因阴虚火旺所致。
- 目剧痛，连及头痛，恶心呕吐，瞳孔散大如云雾状，色青或绿或黄。→ 为青（或绿、或黄）风内障（青光眼）。

一般痛剧、病程短者，多属实证。痛微、病程长者，多属虚证。

目痒

自觉眼睑、眦内或目珠瘙痒，轻者揉拭则止，重者极痒难忍。

- 实证：两目痒甚如虫行，伴有畏光流泪、灼热。→ 因肝火或风热上袭等所致。
- 虚证：目微痒而势缓。→ 因血虚，目失濡养所致，亦可见于实性目痒初起或剧痒渐愈、邪退正复之时。

迎风流泪

多与肝肾阴虚和风热有关。

雀目

又称为夜盲。一到黄昏视力明显减退，如雀之盲。多因肝肾亏虚，目失所养所致。

◎ 问睡眠

睡眠情况与人体卫气循行和阴阳盛衰有密切的关系。询问睡眠情况，应主要了解患者睡眠时间的长短、入睡的难易、有无多梦及主要兼症等。

失眠

失眠又称“不寐”，表现为不易入睡、睡后易醒或彻夜不眠，常伴有多梦，是阳盛阴虚、阳不入阴、神不守舍、心神不安的表现。

- 不易入睡，兼见心烦多梦、潮热盗汗、腰膝酸软。→ 属心肾不交。多因肾阴亏虚或心火亢盛，水火不能既济，水亏火旺，扰乱心神而致。
- 睡后易醒，兼见心悸、纳少乏力，舌淡脉虚。→ 属心脾两虚。
- 失眠而时时惊醒，兼见眩晕胸闷、胆怯心烦、口苦恶心。→ 属胆郁痰扰。
- 失眠而夜卧不安，兼见脘闷嗳气、腹胀不舒，舌苔厚腻。→ 属食滞内停。

嗜睡

表现为神疲困倦，睡意很浓，经常不自主地入睡。

- 困倦嗜睡：头目昏沉、胸闷脘痞、肢体困重、苔腻脉濡。→ 属痰湿困脾，清阳不升。

● 饭后嗜睡：饭后神疲困倦易睡，兼见形体衰弱、食少纳呆、少气乏力。	→	属脾气虚，气血乏源。
● 疲惫易睡：极度衰惫、神识蒙眬、困倦易睡、肢冷脉微。	→	属心肾阳衰。
● 昏睡谵语：身热夜甚，或发斑疹，舌绛脉数。	→	属温病热入营血，邪陷心包，蒙蔽心神。
● 病后神疲：大病之后神疲嗜睡。	→	是正气未复的表现。

◎ 问饮食口味

问饮食口味可以了解脾胃功能的盛衰以及其他脏腑的病变。

问口渴与饮水

口渴主要是由于体内津液不足或津液输布障碍，口舌失于滋润所致，而饮水是人体津液的主要来源。一般而言，津伤轻者口渴亦轻，津伤重者口渴亦重。

口不渴

患者无明显口渴的感觉，饮水也不多，提示津液未伤，多见于寒证或无明显热邪之证。

口渴多饮

口渴明显，饮水量多，是津液损伤的表现。

- 口渴咽干，鼻干唇燥，发于秋季。→ 多因燥邪伤津所致。
- 口大渴喜冷饮，兼见高热面赤、汗出心烦、小便黄短，脉洪数。→ 属实热证。
- 口渴多饮，甚或饮一溲一，小便量多，多食易饥，身体消瘦。→ 属消渴。

大量汗出或发汗太过、剧烈吐泻，以及利尿太过，也会出现口渴多饮。

渴不多饮

患者有口干口渴的感觉，但又不欲饮水，或饮水不多，是轻度伤津，或津液输布障碍所致。

- 口干微渴，恶寒发热，咽痛，脉浮数。→ 属风热表证。
- 口渴而不多饮，身热夜甚，心烦不寐，舌质红绛。→ 属营分证。
- 口干不欲饮，兼见五心烦热、颧红盗汗，舌红少苔，脉细数。→ 属阴虚证。
- 口渴不多饮，兼身热不扬、头身困重、胸闷纳呆，舌苔黄腻。→ 属湿热证。
- 口渴喜热饮，饮入不多，或水入即吐。→ 属痰饮病。
- 口干，但欲漱水不欲咽，兼舌质青紫、脉涩。→ 属血瘀证。

问食欲与食量

询问患者食欲与食量的改变，可以了解脾胃功能的盛衰及疾病的预后转归。

食欲减退

食欲减退多由脾胃亏虚，或湿邪困阻脾胃所致。此外，外感疾病，病邪干扰胃气，脾胃升降失职，也可见食欲减退。

- 纳呆食少，兼见形体消瘦、面色淡白或萎黄、腹胀便溏、疲倦乏力，舌淡，脉虚。➡ 属脾胃气虚。
- 纳呆腹胀，胸闷恶心，呕吐泄泻，头身困重，苔腻，脉滑。➡ 属湿邪困脾。
- 不欲饮食，兼见寒热往来、胸胁苦满、神情默默、口苦咽干、目眩。➡ 属少阳病。

厌食

- 厌食腹胀，脘闷欲呕，嗳腐食臭，舌苔厚腻，脉滑。➡ 为食滞胃脘。
- 厌食油腻，脘闷腹胀，泛恶欲呕，便溏不爽，肢体困重。➡ 为湿热蕴脾。
- 厌油腻饮食，身目发黄，胁肋胀痛，口苦咽干。➡ 属肝胆湿热。
- 女子妊娠早期，厌食恶心严重，呕吐频繁。➡ 属妊娠恶阻。

消谷善饥

食欲亢进，进食量多，易感饥饿，多由胃热炽盛，腐熟太过所致。

- 消谷善饥，兼多饮多尿、身体消瘦。➡ 多见于消渴。
- 多食易饥，兼见大便溏泄。➡ 为胃强脾弱。

饥不欲食

患者虽有饥饿的感觉但不欲进食，或进食不多，多见于胃阴虚证。常伴有胃脘部嘈杂、嗳气、干呕、呃逆、咽干口燥等症状。

偏嗜食物

小儿偏嗜生米、泥土，兼见腹胀腹痛、面色萎黄，属虫积。

妇女妊娠期间，偏嗜酸辣食物，为生理现象，不属病态。

正常人由于地域或生活习惯不同，常有饮食的偏嗜，一般不会引起疾病。但若饮食偏嗜太甚，可能诱发或导致疾病，如偏嗜肥甘易生痰湿、偏嗜辛辣易致燥热、偏嗜生冷易伤脾胃等。

问口味

脾开窍于口，五味与五脏相应，因此，口味的异常可反映脾胃功能的盛衰及其他脏腑的病变。通常来说，肝热则口酸，心热则口苦，脾热则口甘，肺热则口辛，肾热则口咸。

口味

- 口淡。➡ 属脾胃虚弱，或寒湿内阻。
- 口甜。➡ 为脾胃湿热。
- 口咸。➡ 见于肾虚或寒证。
- 口酸。➡ 属肝胃郁热，或伤食证。
- 口涩。➡ 属燥热伤津，或脏腑热盛。
- 口苦。➡ 见于实热证，尤以心、肝、胆火旺者多见。
- 口黏腻。➡ 多属湿困脾胃。

◎ 问二便

询问患者的二便情况，应着重了解排便的次数和时间，以及大小便的量、色、质、气味、便时感觉和伴随症状等，可了解机体消化功能的强弱、津液代谢的状况，同时也是辨别疾病寒热虚实性质的重要依据。

问大便

正常人每日或隔日大便 1 次，为黄色成形软便，排便通畅，内无脓血、黏液和未消化食物等。

便次异常

便秘：排便时间延长，便次减少，便质干燥，或排便时间虽不延长但排出困难。

便秘
- 实证 → 多由热邪内结或寒邪凝滞大肠所致。
- 虚证 → 多由阴血、津液亏虚，肠道失润，或气虚、阳虚，肠道传导无力所致。

- 便秘，腹胀痛拒按，口渴喜饮，舌苔黄燥。 → 因邪热结聚于胃肠，大肠津液受伤，肠失濡润所致。
- 大便秘结，排出困难，数日一行，兼口燥咽干，舌红少苔，脉细数。 → 因阴虚内热，肠中津亏，肠道失润所致。久病、年老、产后气阴亏虚者常见。
- 大便秘结，难以排出，兼见面色无华、少气乏力、头晕目眩。 → 因气血不足，血虚失润，气虚传导无力所致。
- 大便艰涩，排出困难，面色苍白，手足不温，舌淡，脉沉迟。 → 因阳气虚衰，或阴寒内盛，阻滞大肠气机所致。

泄泻：大便次数增多，粪质稀薄，甚至泻下如水样。

泄泻
- 实证 → 多因寒湿、湿热、食积等引起。
- 虚证 → 多由脾虚，或肾阳虚，命门火衰所致。

- 新病暴泻，泻下清稀如水，肠鸣腹痛，或伴恶寒发热。 → 属寒湿泄泻。
- 泄泻腹痛，泻而不爽，粪色黄褐，气味臭秽，兼见肛门灼热、小便短黄。 → 属湿热泄泻。

- 脘闷纳呆，腹痛泄泻，泻下臭秽，泻后痛减，或大便中有未消化之物。→ 属伤食。
- 纳少腹胀，大便溏泄，脘腹隐痛喜按，面色萎黄，消瘦神疲。→ 属脾虚。
- 黎明前腹痛作泻，泻后则安，腰膝酸冷，形寒肢冷。→ 属脾肾阳虚。

便色异常

询问便色的改变,可以了解病性的寒热。

- 大便黄褐如糜而臭，兼发热、腹痛腹胀、口渴，舌苔黄腻。→ 属大肠湿热。
- 大便颜色灰白如陶土，溏结不调。→ 见于黄疸。肝胆疏泄失职，胆汁不能正常排泄，影响脾胃运化所致。
- 大便中有黏冻、脓血，或伴有黏液（下利赤白）。→ 多见于痢疾。因湿热阻困肠道，壅阻气机，伤及血络所致。

肠癌患者，因气血瘀阻，肠络受损，也可见大便脓血的症状。

便质异常

- **完谷不化：**大便中夹有很多未消化的食物。→ 多属脾肾阳虚或伤食。

大便泄泻日久，完谷不化，纳差，腹痛喜温喜按，面白神疲，或腰膝酸冷。→ 属脾肾阳虚。

暴饮暴食，见大便完谷不化，腹胀腹痛，泻下臭秽（伤食）。→ 因饮食停滞，胃腑失和，不能腐熟水谷所致。

- **溏结不调**：大便时稀时干，粪质难以正常，多因肝郁或脾虚所致。

平素大便时干时稀。→ 属肝郁乘脾。肝气郁结，疏泄失职，影响脾脏的运化。

大便先硬而后溏。→ 因脾虚运化失职故便溏，大肠传导不畅则便结。

- **便血**：便中带血，为胃肠血络受伤的表现。

远血（胃、食管等离肛门较远部位出血）：多先便后血，便血暗红或紫黑，甚至色黑如柏油样。→ 多由脾虚不能统摄血液，瘀阻胃肠所致。

近血（直肠或肛门附近出血）：多为大便带血，血色鲜红，血附于粪便表面，或于排便前后点滴而出。→ 多由大肠湿热，或大肠风燥，伤及血络所致。

排便感异常

- **肛门灼热**：排便时自觉肛门周围有灼热不适感。→ 多由大肠湿热所致。

- **里急后重：**腹痛窘迫，时时欲泻，肛门重坠，便出不爽。→ 常见于痢疾。因湿热内阻，肠道气滞所致。

- **排便不爽：**排便不通畅，有涩滞难尽之感。→ 因大肠气机阻滞，传导失司所致。

腹痛欲便，排便不爽，抑郁易怒者，多属肝郁乘脾，大肠气滞所致。

排便不爽，腹痛泄泻，黄褐臭秽，肛门灼热，或伴里急后重者，为大肠湿热，肠道气机受阻所致。

大便不爽，腹胀腹泻，夹有未消化食物，酸臭难闻者，为伤食，因食滞内停，大肠气机不通所致。

- **滑泄失禁：**大便不能随意控制，呈滑出之状，甚至便出而不自知。→ 属脾肾阳虚。

滑泄不止，腹痛喜温喜按，形瘦纳少，倦怠乏力者，为脾阳虚。

滑泄失禁，兼见腰膝冷痛，或为五更泻者，为肾阳虚。

- **肛门重坠：**患者自觉肛门有沉重下坠的感觉。→ 见于脾虚气陷或大肠湿热等证。

肛门重坠，甚或脱肛，头晕乏力，面色少华者，为脾虚气陷。因脾气亏虚，中气下陷，清气不升所致。

肛门重坠，腹痛窘急，时时欲泻，大便黄褐臭秽，或见脓血便者，属大肠湿热。因湿热蕴结于大肠，气机郁滞所致。

问小便

健康成人一般日间排尿 3~5 次，夜间排尿 1 次或无，每昼夜排尿量 1000~1800 毫升。尿次和尿量受饮水、温度、出汗和年龄等因素影响。

尿量异常

- **尿量增多**：见于虚寒证和消渴。

小便清长量多，形寒肢冷。→ 属虚寒证，水液不渗所致。

小便量多，多饮多食而身体消瘦。→ 属消渴，为肾阴亏虚之故。

- **尿量减少**：津液不足所致，亦可见于水肿。

高热，小便短少，口渴。→ 属实热证，热盛伤津所致。

尿少而肌肤浮肿。→ 为水肿，因脾、肺、肾功能失调，水液停聚所致。

尿次异常

- **小便频数**：小便次数增多，时欲小便。

小便短赤，频数急迫。→ 为淋证，因湿热蕴结下焦、膀胱气化不利所致。

小便澄清，频数失禁。→ 因肾气不固、膀胱失约所致。

夜尿增多，小便清长。→ 多见于老年人及肾病后期患者，因肾阳亏虚、开合失度、膀胱不约所致。

- **癃闭**：小便不畅，点滴而出为“癃”；小便不通，点滴不出为“闭”。

因湿热蕴结，或瘀血、结石阻塞者，多属实证。

因老年气虚、肾阳不足、膀胱气化不利者，多属虚证。

尿色质异常

- **小便清长**：小便色清量多。→ 见于寒证。因寒盛、阳虚，不能温化水津，水液下渗膀胱过多所致。

- **小便短黄**：小便色黄而少。→ 多属热证。因热盛伤津所致，也可见于汗、吐、下太过，耗伤津液。

- **尿中带血**：小便色赤，混有血液甚至血块。

  尿血鲜红，小便黄赤，心烦口渴。→ 多因热伤膀胱血络，或心火亢盛移热小肠所致。

  尿血日久，兼见面色不华、少气懒言，或见皮肤紫斑。→ 为脾不统血。

- **小便混浊**：小便混浊，如膏脂或米泔。

  小便混浊如膏脂，或尿时疼痛，苔黄腻，脉滑数。→ 为膏淋，因湿热下注膀胱所致。

  小便混浊如米泔，小腹坠胀，面色淡白，神疲乏力，劳则尤甚。→ 属中气下陷证，因脾虚不能升清，精微下泄所致。

- **尿中有砂石**：尿中夹有砂石，兼见小便时疼痛，或有尿血。→ 属石淋。因湿热内蕴膀胱，煎熬尿液，结为砂石，伤及血络所致。

排尿感异常

- **小便涩痛：**排尿不畅，且伴有急迫、疼痛、灼热感。→ 见于淋证。多由湿热蕴结膀胱、气化不利所致。
- **余沥不尽：**排尿后小便点滴不尽。→ 多见于中老年人前列腺肥大，属肾气不固。
- **小便失禁：**神志清醒时，小便不能随意控制而自遗。→ 多属肾气不固，膀胱失约。
- **遗尿：**睡中经常不自主排尿。→ 属肾气不足，膀胱虚衰。

◎ 问经带

月经、带下的异常，不仅是妇科的常见病变，也是全身病理变化的反映。因而即使患一般疾病，也应该询问月经、带下的具体情况，作为诊断妇科病或其他疾病的依据。

问月经

月经异常

- **月经先期：**月经周期提前 7 天以上，并连续 3 个月经周期。→ 深红质稠主血热。淡红质稀为脾、肾气虚。

● **月经后期：** 月经周期延后 7 天以上，并连续 3 个月经周期。 → 色淡质稀为血虚。色紫暗夹血块主寒凝。

● **经期错乱：** 月经或提前或延后 7 天以上，并连续3个月经周期以上。 → 色淡红质稀为脾肾衰虚。色紫红有血块为肝气郁结。

老年女性绝经后突来月经，当警惕宫颈癌。

经量异常

● **月经量多：** 经量明显增多（正常量在 50ml 左右）。 → 伴月经先期、色深红，五心烦热，为血热。色淡质稀为气虚。伴月经后期、色紫暗有血块，为血瘀。

月经量多，亦可见于子宫肌瘤患者。

● **崩漏：** 不在经期，忽然大量出血或持续出血，淋漓不断。 → 色深红质稠势急，多因血热妄行。色淡红质稀势缓，多因气虚冲任不固。非时而下，时来时止或久漏不止，色紫暗有血块，多为瘀血阻滞冲任。

● **月经量少。** 月经明显量少，甚至点滴即净。 → 多因血虚，或因寒凝、血瘀、痰湿阻滞所致。

● **闭经：** 女性年满 18 岁，月经尚未来潮，或月经周期建立后又闭止 3 个月以上。 → 伴急躁易怒、胸胁小腹胀，为肝气郁结。伴面色暗黑、小腹胀痛拒按，多为血瘀。伴体胖面浮、气短乏力，多为湿盛痰阻。伴潮热盗汗、皮肤干燥、消瘦，为阴虚。

色质异常

- 经色淡红质稀。→ 血少不荣。
- 经色深红质稠。→ 血热内炽。
- 经色紫暗有块。→ 寒凝血滞，或有瘀血。

痛经

- 经前或经期小腹胀痛或刺痛。→ 气滞或血瘀。可见于子宫腺肌病患者。
- 小腹冷痛，遇暖则缓。→ 多属寒凝或阳虚。
- 行经后小腹隐痛。→ 多属气血亏虚。

问带下

在正常情况下，妇女可有少量白带分泌，若带下量多、淋漓不断，或色质改变，或有臭味，即为带下病。

带下病
- 实热 → 带下色深，质地黏稠，有臭味。
- 虚寒 → 质地清稀或有腥味。

白带

- 带下色白、量多、质清稀、无臭味。 → 多因脾肾阳虚，寒湿下注所致。
- 状如凝乳或豆腐渣。 → 多因湿浊下注所致。

黄带

- 带下色黄，质黏秽臭。 → 多因湿热下注或湿毒蕴结所致。

赤白带

- 带下色红、质黏稠，或赤白相间，微有臭味。 → 多因情志不舒，肝郁化热，损伤胞络所致。

◎ 问小儿

儿科问诊除了解一般问诊的内容外，还要结合小儿的生理、病理特点进行询问。

问出生前后情况

新生儿（出生后至 1 个月）的疾病多与先天因素和分娩情况有关，故应着重询问母亲妊娠期和产乳期的营养健康状况，以及是否难产、早产等，以了解小儿的先天情况。

婴幼儿(1个月至3周岁)发育较快,需要的营养多,喂养不当易患营养不良、五软五迟、血虚等。故应重点询问小儿的喂养情况和坐、爬、立、走、出牙、学语的早迟，以了解小儿后天营养是否充足、发育是否正常。

问预防接种、传染病史

小儿6个月至5周岁之间，先天免疫力已消失，而后天免疫力尚未形成，且接触感染机会较多，易患水痘、麻疹等儿科传染病，故应着重询问预防接种情况、传染病史和传染病接触史。

若小儿已做过某种预防接种或已患过具有长期免疫力的某种传染病，则虽症状相似也不宜诊断为该种传染病。

若对某种传染病无免疫力而最近又与该病患儿密切接触，则易患该种传染病。

问发病原因

小儿神志发育不完善，易受惊吓，易高热惊风，出现惊叫、抽搐等症状。

小儿脾胃嫩弱，消化力差，易伤食，出现呕吐、腹泻、疳积等症状。

小儿对外界环境适应力差,易患外感病,故应着重询问喂养情况,是否受惊、着凉等，以及有无吐泻、惊叫、发热、咳喘等表现。

第四讲

五脏六腑问题“手到擒来”——切诊

切诊是医生用手对患者某些部位进行触、摸、按、压，从而了解患者健康状态，诊察疾病的方法。主要包括脉诊和按诊。

脉诊

脉诊是医生用手指切按患者动脉，探查脉象，并以此了解病情的一种诊察方法。脉诊也是辨证论治不可缺少的一项客观依据。

◎ 脉象形成的原理

心脏搏动是形成脉象的主要动力

心主血脉，在宗气和心气作用下，心脏有节律地波动，推动血液在脉管中运行，形成脉搏。心和脉的功能直接影响脉搏，产生相应的变化。

气血运行是形成脉象的基础

脉道依赖血液以充盈，血液的盈亏直接关系脉象的大小。血液运行赖于气的推动。因此，脉象在一定程度上可反映气血的状况。气血充足，脉象和缓有力；气血不足，则脉象细弱或虚软。

其他脏腑对脉象形成的影响

肺主气，司呼吸，朝百脉；脾胃为气血生化之源，脾统血，使血液正常循行于脉中；肝藏血，调节血液，调畅气机，使气血协调；肾藏精，为元气之根，决定着脏腑阴阳气血状态。这些因素均与脉象的形成间接有关。

◎ 脉诊的部位

脉诊的部位历来有多种，其中《素问·五脏别论》提出的独取寸口理论，即寸口诊法，操作最为方便。

寸口诊法

寸口又称“气口”或“脉口”，其位置在腕后桡动脉所在部位。

独取寸口的依据：

寸口脉为手太阴肺经原穴太渊所在之处，十二经脉之气汇聚于此。“肺朝百脉”，五脏六腑十二经气血运行皆起于肺而止于肺，因此脏腑气血的病变皆可反映于寸口。

另外，手太阴肺经起于中焦，肺与脾胃之气相通，而脾胃为后天之本、气血生化之源，因此在寸口可以诊察胃气的强弱，了解全身脏腑气血之盛衰。

寸口分寸、关、尺三部，以高骨（桡骨茎突）为标记。

- 高骨内侧部位即为关。
- 关前（腕端）为寸。
- 关后（肘端）为尺。

两手合而为六部脉。

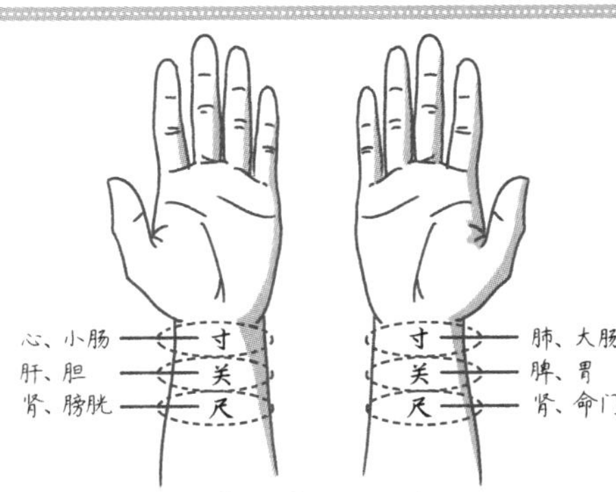

寸、关、尺三部

寸口诊法又分三部九候，三部即寸、关、尺三部，每部又分浮、中、沉三候。寸口诊法的三部九候与遍诊法的三部九候名同而实异。

三部九候诊法

三部九候诊法又叫“遍诊法”。切脉的部位有头、手、足三部，每部又各分天、地、人，三而三之，合而为九，故称为三部九候诊法。

上部（头部）
- 上部上（天）：两额之动脉（太阳穴）以候头角之气。
- 上部中（人）：耳前之动脉（耳门穴）以候耳目之气。
- 上部下（地）：两颊之动脉（巨髎穴）以候口齿之气。

中部（手部）
- 中部上（天）：手太阴（寸口脉）以候肺。
- 中部中（人）：手少阴（神门穴）以候心。
- 中部下（地）：手阳明（合谷穴）以候胸中之气。

下部（足部）
- 下部上（天）：足厥阴（五里或太冲穴）以候肝。
- 下部中（人）：足太阴（箕门穴或冲阳穴）以候脾（胃）。
- 下部下（地）：足少阴（太溪穴）以候肾。

◎ 脉诊的方法和注意事项

时间

脉象的变化与气血运行有密切关系，并受饮食、运动、情绪等因素的影响。清晨未起床、未进食时，机体内外环境比较稳定，此时的脉象能比较准确地反映机体的基础生理情况。但此时诊脉一般很难做到，因此，在门诊诊脉时应保持诊室安静，让患者在比较安静的环境中休息片刻再进行诊脉。

体位

正坐或仰卧，前臂自然向前平展，与心脏置于同一水平，手腕伸直，手掌向上，手指微微弯曲，在腕关节下面垫一松软的脉枕。自诊时最好也采取这样前臂舒展的姿势，而不要把手臂折叠到胸前诊脉。

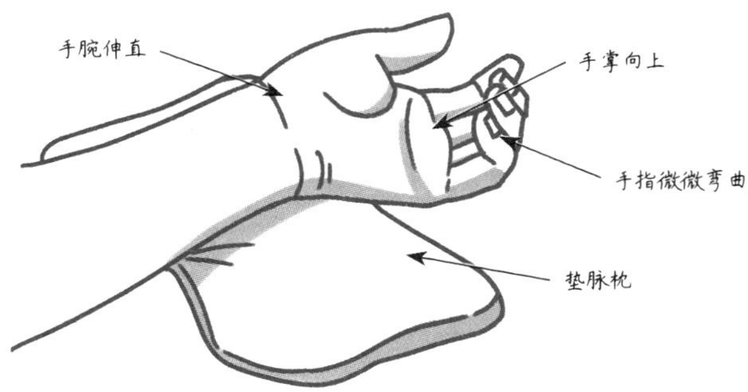

诊脉时手臂的放置方式

指法

选指

用左手或右手的食指、中指和无名指三个手指指目，手指略呈弓形倾斜，与受诊者体表约成45°，使指目紧贴于脉搏搏动处。

指目，即手指指尖和指腹交界棱起处。脉象细小时，手指着力点可偏重于指目前端；脉象粗大时，着力点可偏重于指目后端。

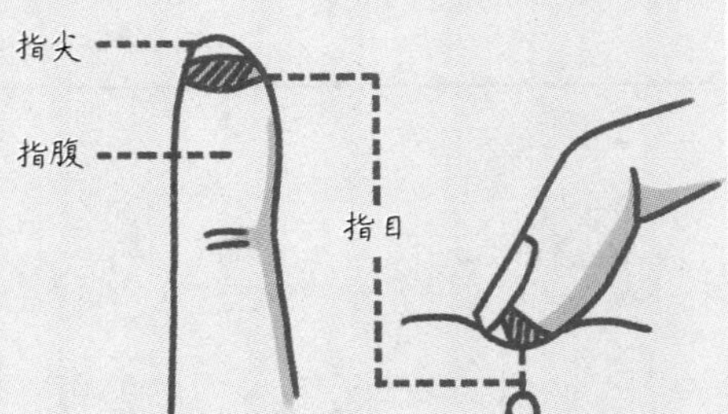

指目部位

布指

先以中指定关，即中指按在掌后高骨内侧动脉处，然后用食指按在关前（腕侧）定寸，用无名指按在关后（肘侧）定尺。

布指的疏密要得当，要与患者手臂长短和医生的手指粗细相适应，患者的手臂长或医者的手臂较细者，布指宜疏，反之宜密。

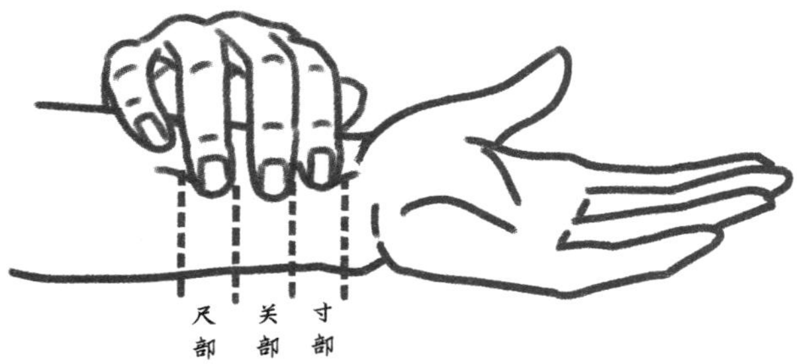

小儿寸口部位较短，一般多用“一指（拇指或食指）定三关法”，而不必细分寸、关、尺三部。

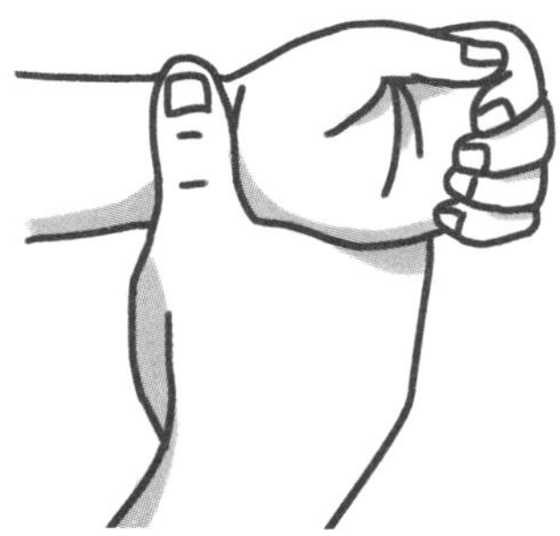

一指定三关法示意图

运指

布指后，运用指力的轻重、挪移及布指变化以体察脉象。脉象按力度分为浮、中、沉，诊脉时可使用举法、按法、寻法、总按法和单按法。

举法： 手指用力较轻，按压皮肤表面以体察脉象。

按法： 手指用力较重，甚至按到筋骨以体察脉象。

寻法： 手指用力不轻不重，按至肌肉，并调节适当的指力，或左右推寻，以仔细体察脉象。

总按法： 三指同时用大小相等的指力诊脉，从整体上辨别寸、关、尺三部和左右两手脉象的形态、脉位、脉力等。

单按法： 用一个手指诊察寸、关、尺三部中的其中一部脉象。主要用于分别了解寸、关、尺各部脉象的位、次、形、势等变化特征。一般三指均匀用力，也可三指用力不一，总按和单按配合运用，可全面捕获脉象信息。

平息

传统诊脉时以医者自己的呼吸作为标准来计算患者脉动次数。每呼吸 1 次为一息，正常的脉动次数为每息 4~5 次。正常人呼吸每分钟 16~18 次，脉搏每分钟 72~80 次，这与传统中医理论是相吻合的。

“五十动”

“五十动”，是指医生对患者诊脉的时间一般不应少于 50 次脉跳时间，通常每次诊脉每手应不少于 1 分钟，两手共 3 分钟左右为宜。诊脉时间过短，不能仔细辨别脉象的节律等变化；诊脉时间过长，则会因指压过久，使脉象发生变化而失真。

◎ 脉象要素

任何一种脉象都具有“位、数、形、势”四种属性，即具有深浅、至数、节律、粗细、长短、强弱、硬度和流利度八个方面的特征，这些特征的不同程度变化的组合，就表现为各式各样的脉象形态。

脉象属性
以四个方面统括 28 脉

- **位：**指脉搏位置的深浅。
- **数：**指脉跳的至数和节律。
- **形：**指脉道的粗细、长短以及脉管的硬度和脉搏往来的流利度。
- **势：**指脉搏力量的强弱，而脉的硬度和流利度也都与“势”密切相关。

构成脉象的主要要素如下。

1. 脉位

指脉动显现部位的浅深。脉位表浅为浮脉，脉位深沉为沉脉。脉位的深浅主要是通过指力的轻重来体会的。

2. 至数

指脉搏的频率。正常成人一息脉来四五至为平脉，一息五至以上为数脉，一息不足四至为迟脉。

3. 脉长

指脉动应指的轴向范围长短。即脉动范围超越寸、关、尺三部称为长脉；应指不及三部，只见关部或寸、关部者均称为短脉。

4. 脉宽

指脉动应指的径向范围大小，即指下感觉到的脉道的粗细。脉道宽大的为大脉，脉道狭小的为细脉。

5. 脉力

指脉搏的强弱。脉搏应指有力为实脉，应指无力为虚脉。

6. 脉律

指脉动节律的均匀度。包括两个方面：一是脉动节律是否均匀、有无停歇；二是停歇的至数、时间是否规则。

7. 流利度

指脉搏来势的流利通畅程度。脉来流利圆滑者为滑脉；来势艰难，不流利者为涩脉。

8. 紧张度

指脉管的紧急或弛缓程度。脉的紧张度主要体现在脉长、张力和指下搏动变化情况。脉紧张度高的如弦脉、紧脉；脉弛缓者可见于缓脉。

◎ 平脉特征

平脉即正常人在生理条件下出现的脉象。

平脉的形象特征

寸、关、尺三部皆有脉，不浮不沉，不快不慢，一息 4~5 至（相当于 72~80 次 / 分），不大不小，从容和缓，节律一致；尺部沉取有一定的力量，并随生理活动、气候、季节和环境等的不同而有相应变化。

平脉的特点

平脉的特点可概括为“有胃”“有神”“有根”。

有胃

脉有胃气，表现为脉诊时指下有从容、徐和、软滑的感觉，脉象不浮不沉、不疾不徐、来去从容、节律一致。有无胃气主要反映脾胃运化功能的盛衰、营养状况的优劣和能量的储备状况。

有神

脉象有神表现为应指柔和有力、节律整齐。即使微弱之脉，但未至于散乱而完全无力，弦实脉仍带柔和之象的，也属脉有神气。

凡脉来散乱，时大时小，时急时徐，时断时续，或弦实过硬，或微弱欲无，都是无神的脉象。

有根

脉有根基，表现为尺脉有力、沉取不绝两个方面。尺脉沉取应指有力，就是有根的脉象。脉有根无根可反映肾气的盛衰。

平脉的生理变异

平脉会因人体内外因素的影响而发生相应的生理性变化。

四季气候： 相应四时气候，平脉有春弦、夏洪、秋浮、冬沉的变化。

地理环境： 南方地势低、气候偏温、空气湿润，人体肌腠缓疏，故脉多细软或略数；北方地势高、空气干燥、气候偏寒，人体肌腠紧缩，故脉多沉实。

性别： 妇女脉象较男子濡弱而略快，妇女婚后妊娠，脉常见滑数而冲和。

年龄： 年龄越小，脉搏越快。青年体壮，脉搏有力；老人脉搏则较弱。

体格： 身躯高大的人，脉的显现部位较长；身材矮小的人，脉的显现部位则较短。瘦人肌肉薄，脉常浮；肥胖的人皮下脂肪厚，脉常沉。运动员脉多缓而有力。凡常见六脉（双手寸、关、尺）沉细等同，而无病象的，叫作“六阴脉”；六脉常见洪大等同，而无病象的，叫作“六阳脉”。

情志： 精神刺激会使脉象发生变化。如喜则伤心而脉缓，怒则伤肝而脉急，惊则气乱而脉动。情志恢复平静后，脉象也会随之恢复正常。

劳逸： 剧烈运动和远行之后，脉多急疾；入睡后脉多迟缓；脑力劳动者，脉多弱于体力劳动者。

饮食： 饭后、酒后脉多数而有力，饥饿时脉象稍缓而无力。

脉不见于寸口，而从尺部斜向虎口腕侧，称为“**斜飞脉**”。若脉出现在寸口的背侧，则称为“**反关脉**”。此外，还有出现于腕部其他位置的，都是生理特异的脉位。

◎ 28 种常见脉象

浮脉类

浮脉类的脉象包括浮、洪、濡、散、芤、革六脉。因它们的脉位皆浅，浮取即可得到，所以归为一类。

浮脉 主表证

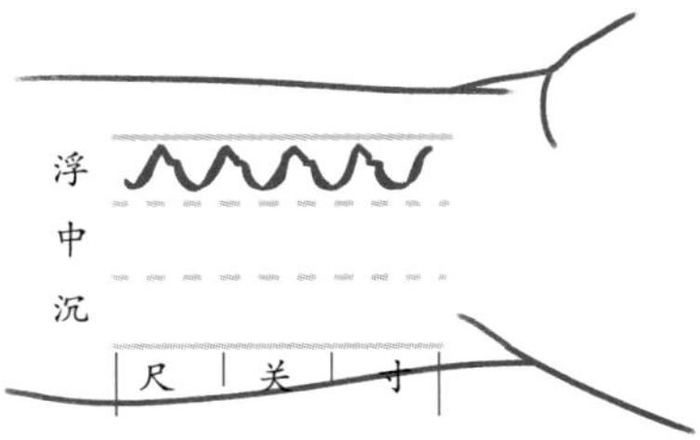

特征

轻按时搏动有力，像微风吹动鸟背上的羽毛，也像水上漂浮的木头，还像手捻着葱叶。

浮脉的位置很浅，如果使劲按，指下搏动反而会不明显，故只能轻取。

主病

浮脉主表证，浮而有力为表实证，浮而无力为表虚证。

久病体虚，脉见浮而无力，为阳气浮越、病情危重之征象。

瘦人脉浮属常脉。
夏季脉象偏浮，也属常脉。

洪脉 主热证

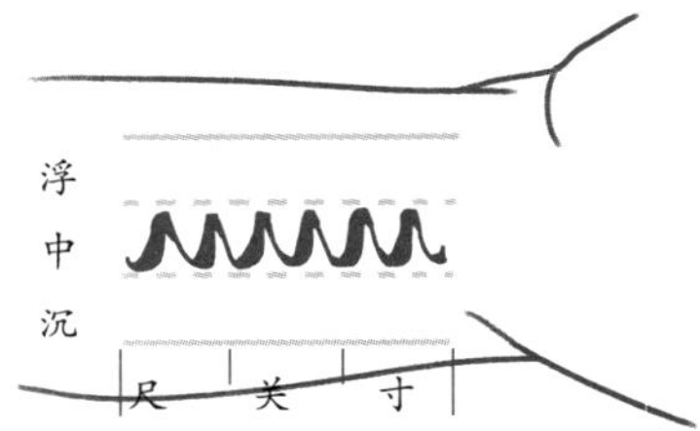

特征

诊脉时，指下感觉呈条状，轻取可得，寸、关、尺皆有波动感。

脉搏跳动特别有力，可感到滔滔满指，脉宽幅度较大，犹如波涛般汹涌而来，应指浮大而有力，之后会慢慢衰减。

通常情况下，洪脉多见于暑热、高热的患者。

主病

洪脉主里热证。出现洪脉，多提示热证。

虚证者，如久病、失血或长期慢性腹泻，也会出现洪脉，但多无力，这是正虚邪盛的危险征候，需要加以重视。

夏季气血向外，脉象稍现洪大，可视为平脉。

濡脉 主虚证或湿证

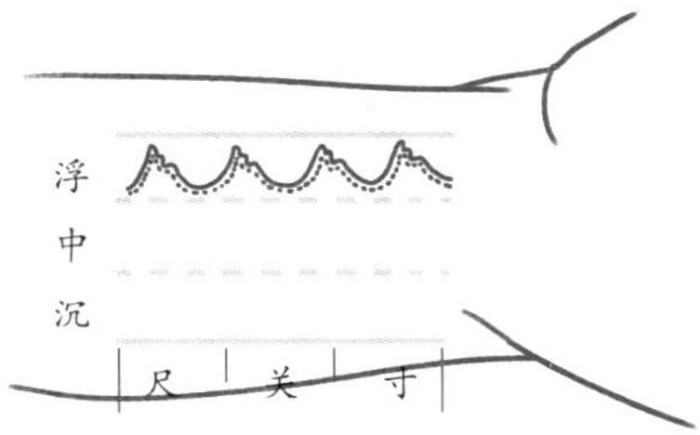

特征

部位浅表，形状极为细小绵软，似有似无，好像是在水面上漂浮着的丝帛，只能轻轻触摸来体察它的搏动，稍稍用重一点的力量就会飘然无踪。

由于多湿多雨、气候湿润，长夏脉多濡细。

主病

濡脉主虚证或湿证。久病虚弱、崩中漏下、失血过多、产后血虚等，以及长期泄泻或湿邪内阻等，都可见濡脉。

濡脉多浮细无力，一般较难诊察。通过大量的临床实践发现，濡脉的脉象与触摸女童手背静脉浮、软、细的感觉相似，可供参考。

散脉 主元气离散

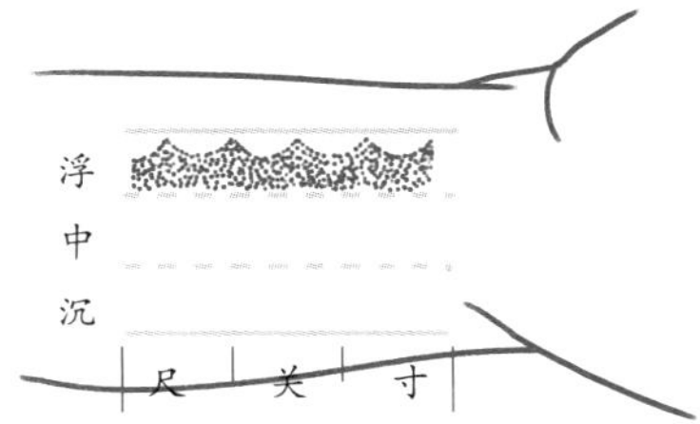

特征

脉象无条理无拘束，至数不齐，有时来多去少，有时去多来少，散漫渗开、两边不敛、界限不清。

轻取感觉分散凌乱，用力时脉搏越来越弱，重取则无。

主病

散脉主元气离散、脏腑精气衰败等，常见于病情垂危阶段。

散脉常与结脉、促脉、代脉、滑脉、涩脉、数脉相兼。如脉散而大主阴亏已极，虚阳浮越；脉散而代主心、肾之气衰竭。只要出现散脉，预后大都不良。

孕妇临产时出现散脉，为即将分娩的征候；如未至产期而出现散脉，则为堕胎之征。

芤脉 主失血、伤阴等虚证

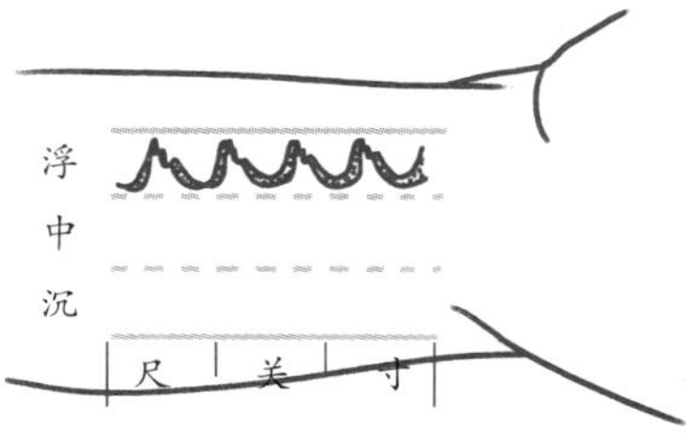

特征

脉位偏浮，形大，势软而中空，就好像按在葱管上的感觉，浮取着上面的葱皮，中取正当葱管空处，沉取又着下面的葱皮。

脉管的管壁力道较强，而脉管中空处则显得无力。

主病

芤脉主失血、伤阴等虚证。其相兼脉的主病，视其兼脉而定，有虚中更虚者，如芤浮脉是大出血后浮阳外越的危候；有虚中夹实者，如芤涩脉，是血瘀内结，血脉阻塞，血不循经外溢之候。

芤脉一般见于各种急性大失血后，未出血前不会见到。芤脉一般所见时间较短，因为人体在失血后脉管不充，随之张力减退，脉管收缩变为细脉或弦细或细涩之类的脉象。

革脉 主亡血、失精或半产崩漏

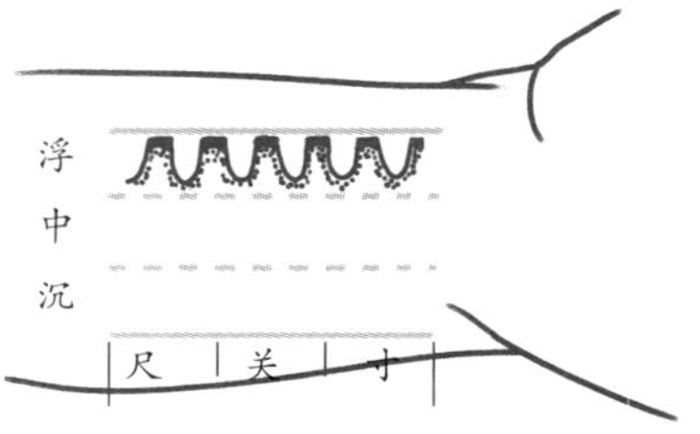

特征

浮大中空，指下感觉搏动有力，就好像按在鼓皮上一般，浮取即得，中取时最为明显，重按时脉象会有所减弱。

革脉与芤脉的指感区别不大，都是脉道空虚，但芤脉是外实而软，而革脉则是外实却带有弦象。

主病

革脉主亡血、失精或半产崩漏。通常妇女流产、崩漏，男子营气虚损、遗精等，多见革脉。

革脉属无胃气的真脏脉，多属危候。

早期高血压患者会出现革脉，因阴虚气伤或脾气虚。再生障碍性贫血患者也常见革脉，因血少脉空，孤阳外越。

沉脉类

沉脉类的脉象包括沉、伏、牢、弱四脉。因它们的脉位深沉，需重取才可得到，所以归为一类。

沉脉 主里证

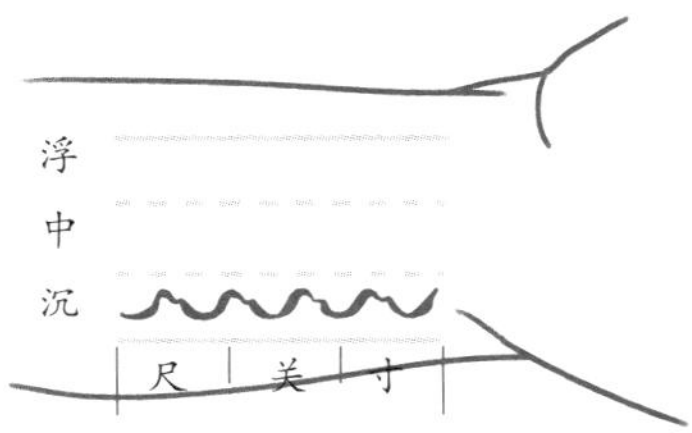

特征

脉位较深，轻取不应，重按到筋骨之间才能摸到，指下的感觉就像是棉絮包裹着沙石，里面坚硬外表柔软。

主病

沉脉主里证，如气滞、血瘀、食积、痰饮等。有力为里实证，无力为里虚证。

沉脉常见于慢性消耗性疾病或营养不良性疾病，以及心血输出量减少的疾病，亦可见于无病之人。

若脉沉而有柔滑均和的感觉，可视为正常脉象。若男性尺部、女性寸部出现沉脉，为性别差异所致，如果四季皆是如此，可视为正常。

伏脉 主邪闭、厥证、痛极

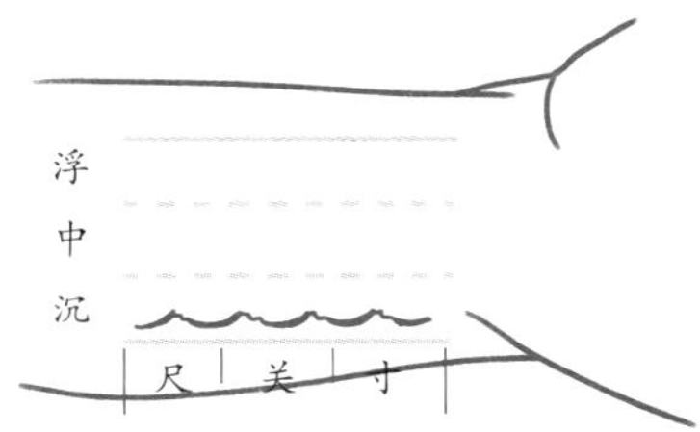

特征

脉位比沉脉更深，必须要用力重按至骨，然后推动筋肉，才能隐约感觉到脉搏的跳动，甚则伏而不见。

主病

伏脉主邪闭、厥证和痛极。

伏而有力为实邪内伏，气血阻滞，如气闭、热闭、寒闭、痛闭，以及痰食水饮阻滞、剧烈疼痛。伏而无力为久病体虚，真气欲亡之兆，多见于卒中、昏迷、虚脱等危重之证。

牢脉 主阴寒内盛

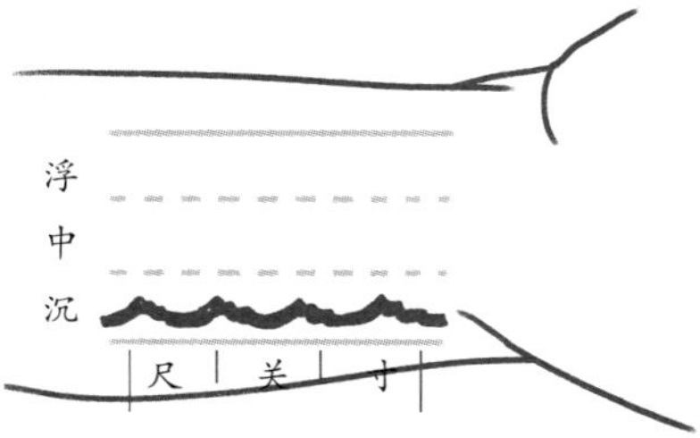

特征

轻取、中取均不应，沉取始得，坚着不移。

脉搏有平直感，直起直落，搏动有力，势大形长，脉长超过三部，有如按在“瘦女人手背中指掌肌腱”上的感觉。

主病

牢脉主实证，有气血之分。癥积肿块，为实在血分；瘕聚疝气，是实在气分。

若失血、阴虚等患者反见牢脉，属危重之象。

弱脉 主阳气衰虚、气血两虚

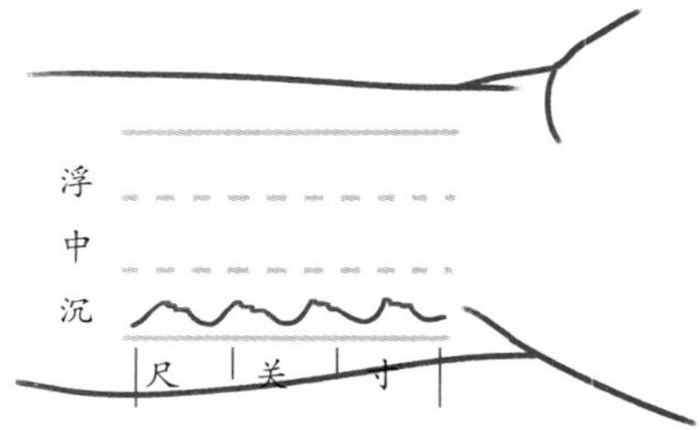

特征

脉形细，脉体软，脉位沉。轻取不得，只能沉取，其搏动部位在皮肉下靠近筋骨处，指下会感到脉形细而无力，按之欲绝。其客观形象的描述有“如绵”“烂绵”等。

主病

弱脉主气血亏损、元气虚耗、阳气衰微，多见于心悸气短、自汗、脾虚食少、肢冷便溏、头晕耳鸣等。

老年人阳气逐渐衰微，见弱脉多为正常。

久病虚弱，见弱脉为顺；新病邪实，见弱脉为逆。

迟脉类

迟脉类的脉象包括迟、缓、涩、结四脉。因它们的脉动较慢，一息不足 4 ～ 5 至，所以归为一类。

迟脉 主寒证或邪热结聚

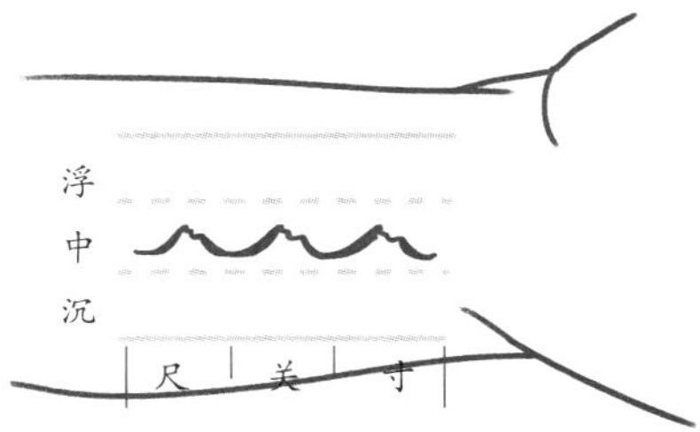

特征

脉搏频率慢于正常(一息 4 ～ 5 至)，一息只有三至（每分钟脉跳小于 60 次），来势缓慢，去势也比较缓慢。

浮取、中取或沉取都可得。

主病

迟脉主寒证，有力为实寒证，无力为虚寒证，如肾阳虚、脾阳虚、心阳虚、痰湿盛、沉寒痼疾、积聚等。

迟脉也主邪热结聚之里实证，在伤寒阳明病中就会出现迟脉。其原因是邪热聚结肠道，实邪阻滞脉气，故而会出现脉迟而有力。

缓脉 主湿证、脾胃虚弱

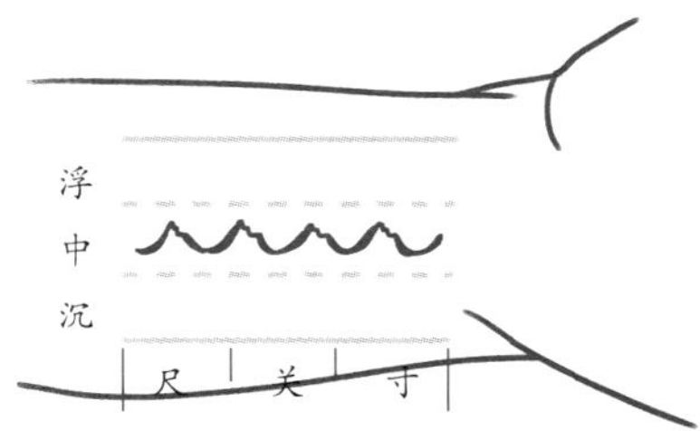

特征

搏动稍快于迟脉，一息四至（每分钟脉跳 60 ～ 70 次），应指柔和舒缓，往来节律均匀。

指下感觉脉形宽大柔软，浮取、中取、沉取均可察。

主病

缓脉主湿证与脾胃虚弱；也可见于气血不足，因血脉失于充养，以至于搏动无力，常见肌肤麻木、面色发白等。

由于缓脉不浮不沉、不大不小、不虚不实、不迟不数，可将其作为标准来识别其他脉象。

有病之人脉转缓和，是正气恢复之征。

涩脉 主气滞血瘀、痰食内停

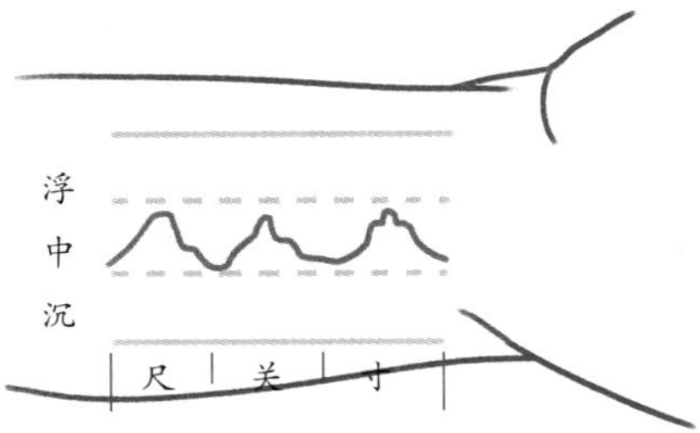

特征

脉形细小而短，往来艰涩不畅，极不流利，甚至还三五不匀，古人形容其如同轻刀刮竹，又如病蚕食叶、如雨沾沙。

临诊时注意把握指下无滑润感、涩滞不畅、极不流利的特点。

主病

若脉涩而无力，为虚证，主津亏血少，多见于男子伤精、女子半产失血、汗出伤津等。

若脉涩而有力，为实证，主气滞、血瘀、痰浊、宿食等。

结脉 主阴盛气结、寒痰血瘀

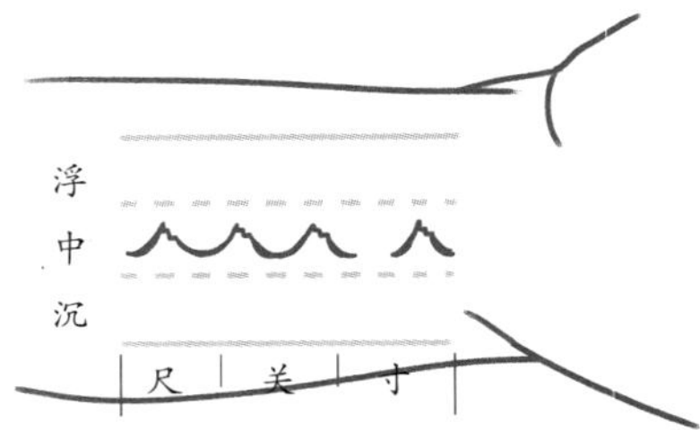

特征

脉来迟缓，脉搏跳动时偶尔会有一次歇止，而后又开始跳动，且每次歇止的间隔没有规律可循。

临诊时，应抓住结脉“往来缓，时一止复来”的特点。

主病

结脉主阴盛气结、寒痰血瘀、癥瘕积聚、宿食内停等。又主气危亡，多见于心悸惊恐、梦遗、亡精诸证。

严重的结脉，可发展成为解索脉和鱼翔脉，二者均提示阳气衰竭，为病情危急征象。

一般新发疾病脉结者，多形强气实，举、按都比较有力；久病脉结者或年老气衰脉结者，多表现为缓而无力。

数脉类

数脉类的脉象包括数、疾、促、动四脉。因它们的脉动较快，一息可达五至以上，所以归为一类。

数脉　主热证、里证、虚证

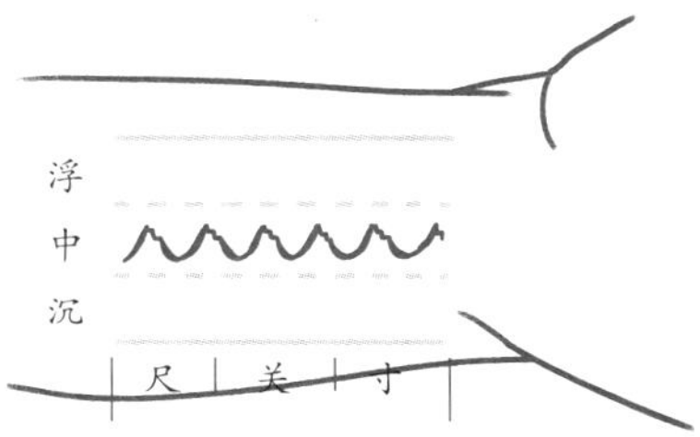

特征

数脉来去急速急迫，一息超过五至，每分钟脉跳 90 ~ 120 次。

浮、中、沉部皆可见。

主病

数脉主热证、里证、虚证。有力为实热证，无力为虚热证，浮数为表热证，沉数为里热证，洪数为阳盛实热，数而细为阴虚内热，数而弦为痰火实热，数而虚为血虚有热。

儿童出现数脉多属正常现象。

正常人由于体力劳动、饮酒或情绪激动，也可导致心跳加速，呈现一定程度的数脉，属正常，不做病脉看。

疾脉　主急性热病

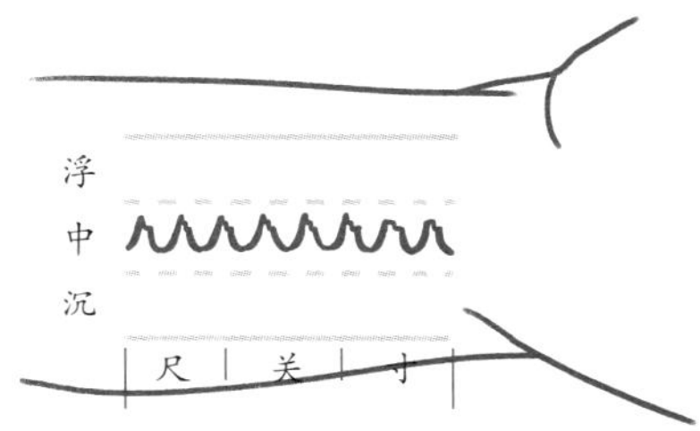

特征

疾脉的脉率比数脉更快，可达一息七八至（每分钟脉跳 140 ~ 160 次）。

轻取即得，但中取更明显。

主病

疾脉为火相，主阳极阴竭、元气将脱，一般较少见，多是急病、热病较严重，危及生命的阶段才会出现，如结核病、心肌炎等。

孕妇临产时亦可见疾脉。

疾脉的脉率越快、脉位越浮，患者的病情就越重，且预后也越差。

促脉 主阳热亢盛、气血痰食郁滞

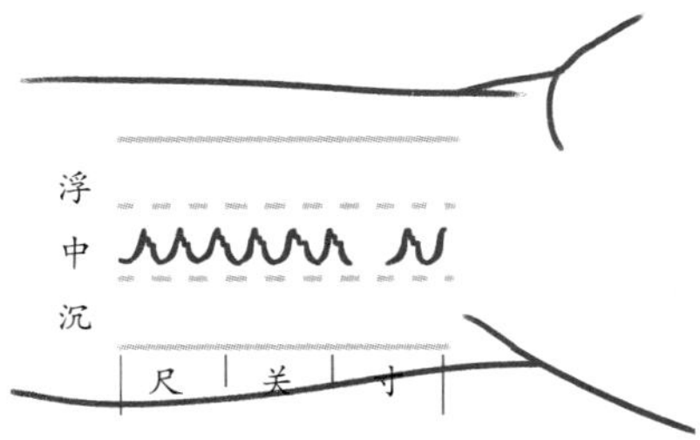

特征

脉来急数，偶尔会出现歇止，每次歇止的间隔没有规律，且歇止的时间也较为短暂，就好像急速走路的人偶尔跌倒似的。

促脉浮、中、沉均可见，来去都比较快。

促脉和数脉颇为类似，都急促，但不同的是，它随时都可能出现歇止，且歇止的次数不规律。

主病

促脉主阳盛热结，以及气血、痰饮、宿食停滞。促脉也主虚证，若元阴亏损，则数中一止，止无定数，必脉促而无力，为虚脱之象。

通常间歇次数少为病轻，间歇次数多为病重。病后见促脉应格外注意，可能是病势加重。

动脉 主惊恐、疼痛

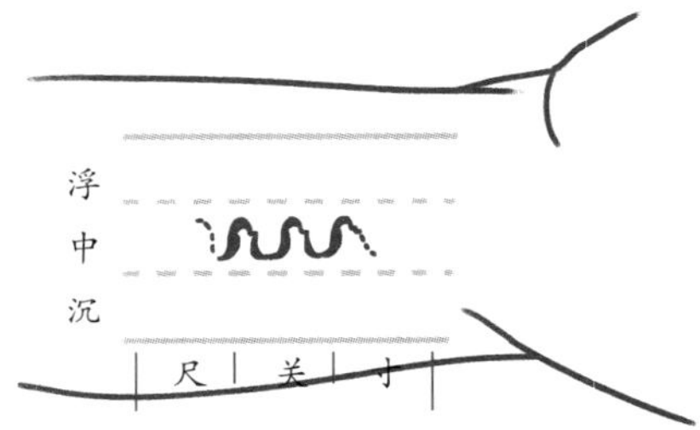

特征

脉象坚紧有力，如豆般圆滑，无头无尾地突出一点跃然指下，有弹指感，但却摇摆不定。

脉长不及三部，关部更为明显。

浮、中取均可见。

主病

动脉是阴阳相互搏击、气血冲动的表现，主痛证和惊证。妇女妊娠反应期可出现动脉，这对临床诊断早孕有一定价值。

虚脉类

虚脉类的脉象包括虚、微、细、代、短五种脉象。因它们皆应指无力，所以归为一类。

虚脉 主各种虚证

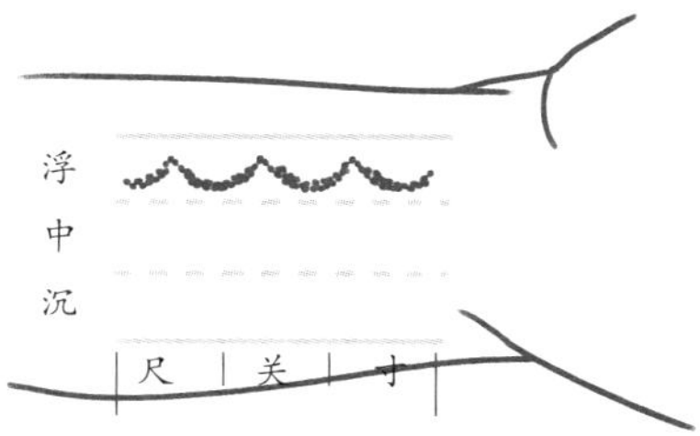

特征

脉来迟缓且浮大而软，稍加重按，便全然无力，指下有一种隐隐蠕动、豁然空虚的感觉。脉宽大于正常，脉长可及三部。

临诊时把握其“浮、迟、大、软”的特点。

主病

虚脉多主虚证，且又有气、血、阴、阳的不同，主要应从其兼脉来区别。如虚兼浮象主血虚，虚兼沉象主气虚，虚兼数象主阴虚，虚兼迟象主阳虚等。也可结合神、色、舌、症等综合判断。

微脉 主气血阴阳俱虚

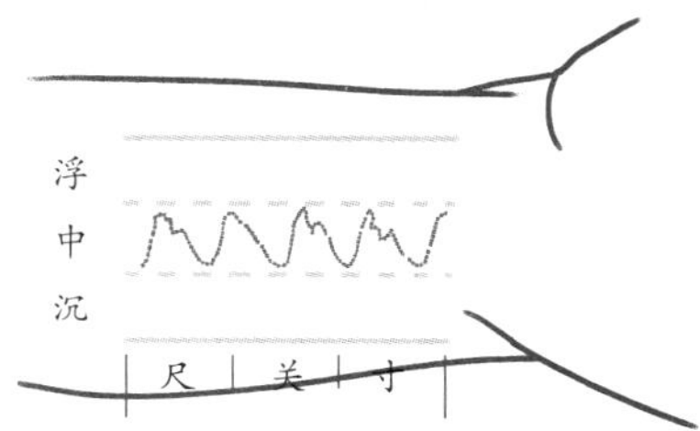

特征

脉极细而软，如蛛丝，又如羹上的浮油。

脉象模糊不清，若有若无，至数不明，欲绝非绝。

微脉脉位居中，浮、中、沉均可得（浮取不常见）。

主病

微脉主阴阳气血诸虚。可见于崩中漏下不止、血虚气陷、脾虚久泻、阳气虚损，或大汗、吐泻不止等。浮以候阳，轻取似无为阳气衰；沉以候阴，重取似无为阴气竭。久病脉微，为气将绝之兆；新病脉微，是阳气暴脱。

细脉 主气血两虚、诸虚劳损、湿证

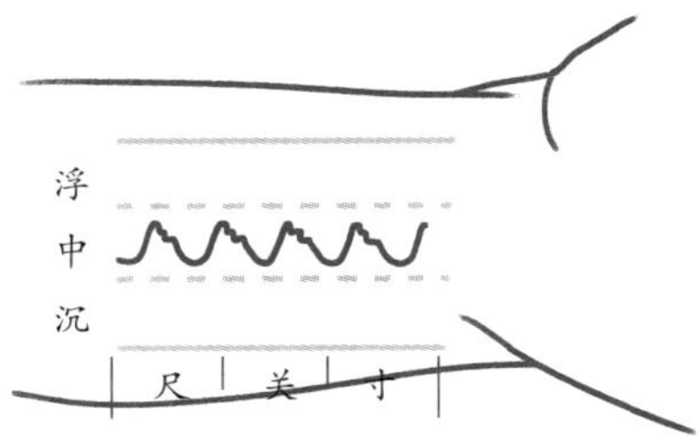

特征

脉管在指下感觉像一根丝线那样细小，但应指起落明显，按之不绝，且能分清次数。

细脉脉位居中或沉，多中取，也可沉取，寸、关、尺皆有。

主病

细脉主诸虚证，常见于气少血虚、劳损不足等病证，症见心悸气短、头晕目眩、身倦肢麻、目暗耳聋、多汗遗精、纳少泄泻等。

正常人六脉皆小或一手偏小，脉细而流利充实，则为正常脉，即正常人的“六阴脉”。冬季寒气收敛，血脉紧束，这时若出现细脉，多属正常生理现象。

代脉 主脏气衰微、风证、痛证

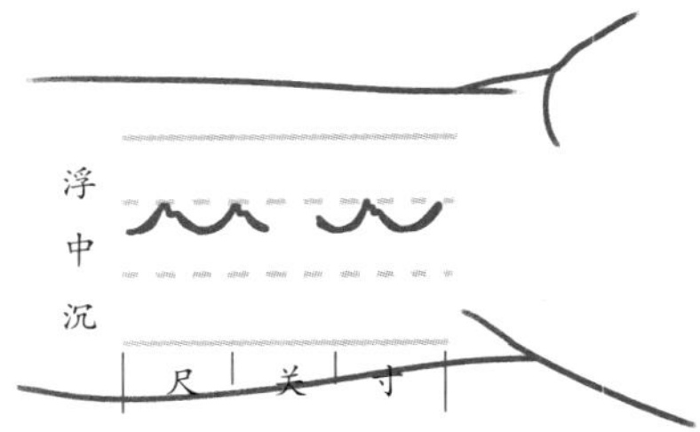

特征

脉律不齐，表现为脉搏跳动过程中出现有规则的歇止，歇止时间较长，脉势较软较弱。

代脉可见于心脏病患者，也可见于一些重症患者。

出现代脉时，一般脉率在正常范围。

主病

1. 主脏气衰微、元阳亏虚。

2. 主风证，即外感邪气的外风证和气血阴阳虚损引起的内风证。

3. 主痛证，主要是人体邪气阻滞经络气血引起脉气不连续而出现停搏的情况。

4. 代脉亦可见于妊娠初期的孕妇。

短脉 主气虚或气滞

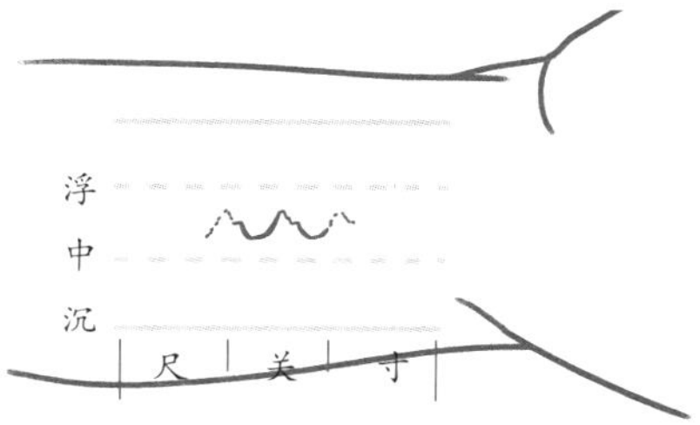

特征

脉宽一般小于正常脉宽，状如米粒，首尾俱俯，中间突起。

一般来说关部应指比较明显，寸、尺两头有不足之感，要么是寸部不足，要么是尺部不足，且在两部搏动的时间也非常短暂，刚一应指便立即回避开了。

主病

短脉主气病，有力为气滞，无力为气虚。气滞者见宿食不消化、脘满腹胀、痰多咳嗽等；气虚者见短气形寒、头晕心悸、食少纳呆等。

切脉时除三指举、按、推寻之外，还需轻轻循抚，上下寻取。

实脉类

实脉类的脉象包括实、长、滑、紧、弦五种脉象。因它们的搏动力量强，所以归为一类。

实脉 主各种实证

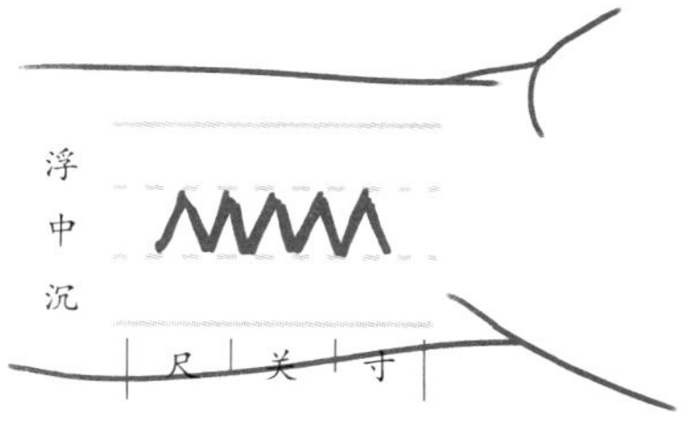

特征

无论寸、关、尺三部还是浮、中、沉三候应指均有充实感，脉体形大且长，稍带弦象，搏动强劲有力。

主病

实脉主实证，如外邪入里，热蕴三焦，出现壮热、狂躁、谵语、便秘、口舌生疮、咽肿舌强诸症；或为食滞中阻，或为寒积稽留，而致腹胀拒按、大便坚硬；或痰火扰心而发狂乱奔走；或热毒盛而致疮疡痈肿等。

若久病反见实脉，为孤阳外脱、脉症相反的假实脉，病势凶险，预后不良。

长脉 主阳证、实证和热证

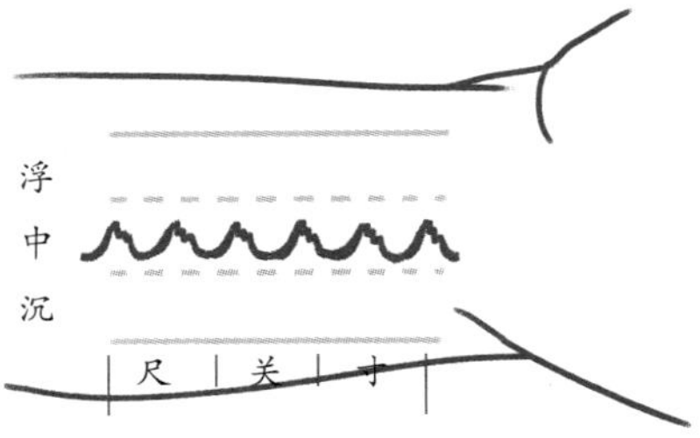

特征

脉长而直，脉搏跳动的应指范围超过寸、关、尺三部，向前超过寸部至鱼际，向后超过尺部向肘的方向延长。

一般来说，以尺脉长为多，寸脉长次之，关脉无长。

主病

长脉主三焦烦热、阳毒内蕴、阳明热结，或肝病肋痛眩晕，以及癫痫、疝气、痰浊诸证。

一般来说，长得高瘦的人容易脉长，若脉象从容缓和，属正常脉象。

春季阳气生发，气张而脉长，但柔和安定，也属常脉。

滑脉 主痰湿、食积和实热证

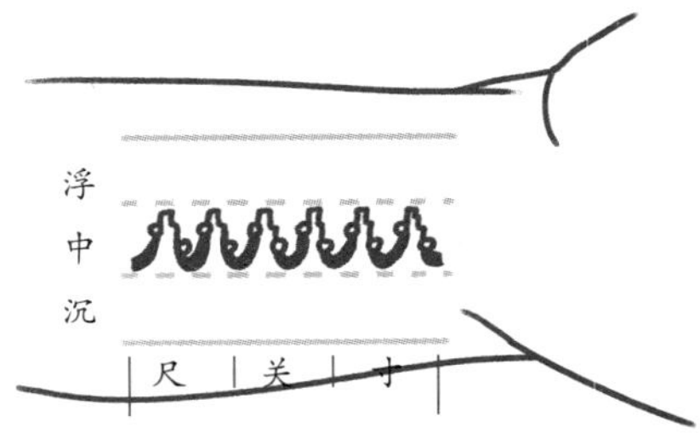

特征

滑脉跳动圆滑如珠，搏动极其流利，给人一种反复旋转、圆滑自如的感觉。

滑脉脉宽正常或稍宽，脉长可及寸、关、尺三部。浮、中、沉取皆可得。

孕妇脉象多为滑脉，可做参考。

主病

滑脉主痰湿、食积和实热等证，多见痰鸣、咳喘、嗳气、腹胀、便秘等症。注意：虚热证患者有时亦可见滑脉，应指有一定的空虚感。

脉象圆滑流利是脉有胃气的标志之一，因此滑脉也是一种生理脉象，妊娠期妇女多见滑脉，这是气血充盛、调和的表现。生理性滑脉还可见于运动员和年轻人。

紧脉 主实证、痛证及食滞胃肠证

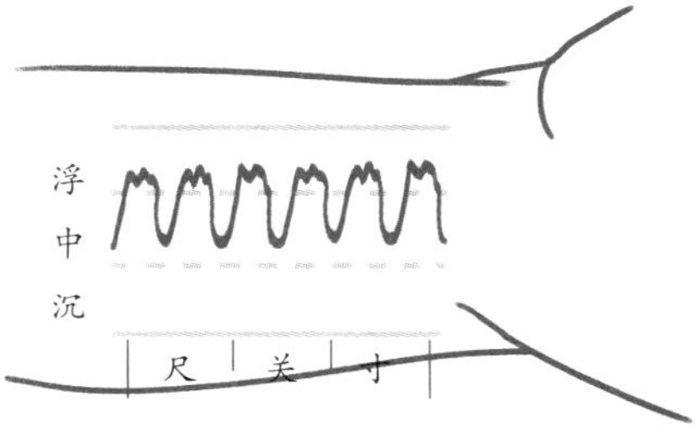

特征

无论轻举或重按，脉的搏动都像绳索绞转般紧急有力，在一条直线上转动，且有左右位移感。

紧脉的指感较之弦脉更加绷急有力，但脉体较弦脉柔软。

脉宽大于正常，脉长可超寸、关、尺三部。

主病

紧脉主寒证、痛证及食滞胃肠证，尤其以寒证最多，可见无汗、发热、恶寒、头项痛、腰背拘急、身体疼痛、咳喘等症。痛证，如心下痛、腹痛、腰背痛、下肢痛、疝气痛等多表现为紧脉。

一般来说紧脉的脉率相对快一些，有时候能达到六至，指下须稍用力才可以感受得到其脉形和脉势。

弦脉 主肝胆病、痛证、痰饮、疟疾

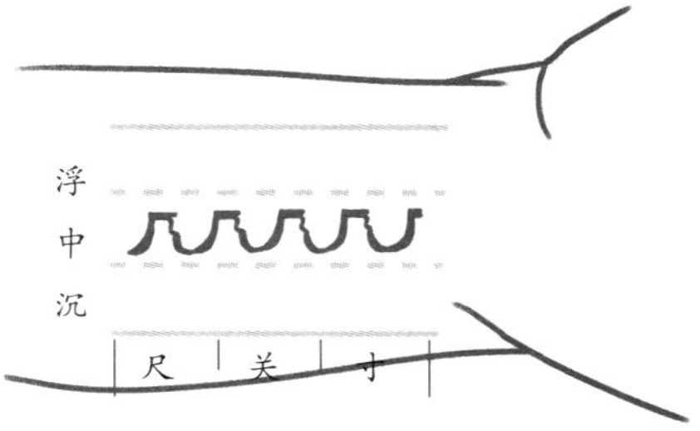

特征

脉形端直而细长，指下感觉呈条状，端直而长，直起直落，如按在琴弦、弓弦上一般，缺乏柔软感，也缺乏波动感。

弦脉寸、关、尺三部均可见，一般不宜浮取，多中取和沉取。

主病

主肝胆病，如症见胸胁胀痛、烦躁、嗳气等的肝气郁结证；或症见嗳气、泛酸、腹胀便溏等的木（肝）旺乘土（脾）证；或症见头痛目赤、心烦易怒、咯血之肝火上炎证；或症见眩晕昏仆、手足挛急、震颤等的肝阳化风证。

主疼痛，如腹痛、寒疝疼痛等。

主痰饮、咳喘、短气、心悸等。

◎ 相似脉的鉴别

比类法

用近似脉象相比的方法进行脉象的鉴别，称为“比类法”。

浮脉与虚脉、芤脉、散脉

- 四者脉位均表浅。
- 浮脉举之泛泛有余，重按稍减而不空。
- 虚脉形大无力，重按空虚。
- 芤脉浮大无力，中间独空。
- 散脉浮散无力，稍用力则按不着。

迟脉与缓脉

- 二者均以息计。
- 迟脉一息不足四至。
- 缓脉稍快于迟，一息四至，脉来有冲和徐缓之象。

沉脉与伏脉、牢脉

- 三者脉位均在深部，轻取均不应。
- 沉脉重取乃得。
- 伏脉较沉脉部位更深，着于筋骨，故重按亦无，须推筋着骨始得。
- 牢脉沉取实大弦长，坚牢不移。

数脉与滑脉、疾脉

- 滑脉与数脉有相似之处，但滑脉脉势往来流动，跳动圆滑，数指仅仅是跳动较快，一息五至以上，没有滑利之感。
- 疾脉更快于数脉，一息七八至。

实脉与洪脉

- 脉势都充实有力。
- 洪脉状若波涛汹涌，盛大满指，来盛去衰，浮取明显。
- 实脉长大坚实，应指有力，举按皆然，来去俱盛。

芤脉与革脉

- 二者都有中空之象。
- 芤脉浮大无力中空，如按葱管，脉管较软。
- 革脉浮大搏指，弦急中空，如按鼓皮，脉管较硬。

细脉与微脉、弱脉、濡脉

- 四者都脉形细小且软弱无力。
- 细脉形小而应指明显。
- 微脉则极细极软，按之欲绝。
- 弱脉沉细而无力。
- 濡脉浮细而无力。

结脉、代脉、促脉

- 三者都节律失常而有歇止。
- 结脉、促脉都是不规则的间歇，歇止时间短。
- 代脉是有规则的间歇，且歇止时间较长。

短脉与动脉

- 两者在脉形上均有短缩之象。
- 短脉是形状短缩且涩常兼迟，不满三部。
- 动脉脉形如豆，且常兼滑数有力。

对举法

用相反脉象对比的方法进行脉象的鉴别，称为“对举法”。

浮脉与沉脉

- 二者脉位浅深相反。
- 浮脉脉位表浅，轻取即得，主表属阳。
- 沉脉脉位较深，轻取不应，重按始得，主里属阴。

虚脉与实脉

- 二者搏动力量强弱（气势）相反。
- 虚脉三部举按均无力。
- 实脉三部举按均有力。
- 虚脉主虚证，实脉主实证。

迟脉与数脉

- 二者脉搏快慢相反。
- 迟脉搏动比正常脉慢，即一息不足四至。
- 数脉搏动则比正常脉快，即一息五至以上。
- 迟脉主寒，数脉主热、主虚。

洪脉与细脉

- 二者脉体大小和气势均相反。
- 洪脉脉体阔大，充实有力，来势盛而去势衰。
- 细脉脉体细小而呈线状，多软弱无力，但应指明显。

滑脉与涩脉

- 二者脉的通畅度相反。
- 滑脉往来流利通畅，指下圆滑。
- 涩脉往来艰难滞涩，极不流利。

紧脉与缓脉

- 二者脉的紧张力相反。
- 紧脉紧张有力，如按转绳。
- 缓脉势缓，应指柔和，一息四至。

长脉与短脉

- 二者脉气长短相反。
- 长脉指下脉气搏动范围超过本部。
- 短脉形状短缩，指下脉气搏动范围短小，不及本部。

◎ 常见相兼脉与主病

2 种或 2 种以上的单因素脉相兼出现，复合构成的脉象即称为“相兼脉”或“复合脉”。临床所见脉象基本上都是复合脉。相兼脉象的主病，往往就是各种单因素脉象主病的综合。

浮紧脉　多见于外感寒邪之表寒证，或风寒痹证疼痛。

浮缓脉　多见于风邪伤卫、营卫不和的太阳中风证。

浮数脉　多见于风热袭表的表热证。

浮滑脉　多见于表证夹痰，常见于素体多痰湿而又感受外邪者。

沉迟脉　多见于里寒证。

沉弦脉　多见于肝郁气滞，或水饮内停。

沉涩脉　多见于血瘀，尤常见于阳虚而寒凝血瘀者。

沉缓脉　多见于脾虚水湿停留。

沉细数脉　多见于阴虚内热或血虚。

弦数脉　多见于肝郁化火或肝胆湿热、肝阳上亢。

弦紧脉　多见于寒证、痛证，常见于寒滞肝脉，或肝郁气滞等所致疼痛等。

弦细脉　多见于肝肾阴虚或血虚肝郁或肝郁脾虚等证。

弦滑数脉　多见于肝火夹痰、肝胆湿热或肝阳上亢、痰火内蕴等证。

滑数脉　多见于痰热、湿热或食积内热。

洪数脉　多见于阳明经证、气分热盛，亦可见于外感热病。

◎ 诊妇人脉

女性有经、孕、产等特殊的生理活动及其病变，因而其脉诊也有一定的特殊性。

诊月经脉

- 经期或经期前后脉象滑利属于正常脉象。
- 脉象弦数或滑数有力者，多为实热证。
- 脉细数者，多为血热伤津，阴亏血少。
- 脉沉细而涩者，多为肝肾亏损，精血不足，血海空虚。
- 脉沉涩而不细者，多为气滞血瘀，冲任不畅。
- 脉虚大而芤者，则多为气脱血崩，要引起高度注意。

诊妊娠脉

- 已婚女性平时月经正常，突然停经，脉来滑数冲和，兼饮食偏嗜者，多为妊娠之征。
- 女性两尺脉搏动强于寸脉或左寸脉滑数动甚者，均为妊娠之征。因为尺脉候肾，胞宫系于肾，妊娠后胎气鼓动，故两尺脉滑数搏指，异于寸部脉者为有孕之征。

诊临产脉

- 临产女性可出现不同于平常的脉象，其脉多浮，或脉数而滑或紧，称“离经脉”。
- 孕妇在平时无脉的中指中节或顶节的两旁出现脉搏跳动，即是临产之征。

◎ 诊小儿脉

诊小儿脉的方法

诊小儿脉可用**"一指定三关"**的方法（图见第 116 页）：用左手握住小儿手，对 3 岁以内的小儿，可用右手拇指按于小儿掌后高骨部脉上，不分三部，以定至数为主。3~5 岁小儿，则以高骨中线为关，以一指向两侧滚转寻查三部。6~8 岁小儿，则可挪动拇指诊三部；9~10 岁小儿，可以次第下指，依寸、关、尺三部诊脉；10 岁以上，可按成人三部诊脉法进行辨析。

正常小儿脉象

由于小儿脏腑娇嫩，形气未充，且又生机旺盛，发育迅速，故正常小儿的平和脉象，较成人脉软而速，年龄越小，脉搏越快。若按成人正常呼吸定息，2~3 岁小儿，一息脉动 6~7 次为常脉（每分钟脉跳 100~120 次）；5~10 岁的小儿，一息脉动 6 次为常脉（每分钟脉跳 100 次左右），一息 4~5 次为迟脉。

小儿病脉

小儿疾病一般都比较单纯，主要以脉的浮、沉、迟、数来辨病证的表、里、寒、热；以脉的有力、无力来定病证的虚、实。

浮脉：多见于表证，浮而有力为表实证，浮而无力为表虚证。

沉脉：多见于里证，沉而有力为里实证，沉而无力为里虚证。

迟脉：多见于寒证，迟而有力为实寒证，迟而无力为虚寒证。

数脉：多见于热证，浮数为表热证，沉数为里热证，数而有力为实热证，数而无力为虚热证。

此外，痰热壅盛或食积内停可见滑脉；湿邪为病可见濡脉；心气、心阳不足可见歇止脉。

按诊

按诊，就是用手直接触摸或按压患者的某些部位，以了解局部的异常变化，从而推断疾病的部位、性质和病情的轻重等情况。

按诊的手法大致可分触法、摸法、按法、叩法四法。临证时针对性地选择手法，边诊察边注意观察患者的反应，询问是否有压痛及疼痛程度，注意健康部位与疾病部位的比较，以了解病痛所在的准确部位、性质及程度。

按诊可重点诊察肌肤、胸胁部、脘腹部以及腧穴部位。

按肌肤

重点在于诊察寒热、润燥、肿胀、疮病等。皮肤不热、红肿不明显者，多属阴证；皮肤灼热、红肿疼痛者，多为阳证。皮肤干燥者多为津液亏虚或气血两伤。

按胸胁

重点按胸胁部是否有疼痛、胀痛等，以诊察心、肺、肝、胆、乳房等脏器组织的病变。

按脘腹

按脘腹部时要注意凉热、压痛、腹胀、肿块以及痞满等情况，从而推断有关脏腑的病变及其证候的性质。

按腧穴

重点注意相应经络的腧穴处是否有结节或条索状物，或者有无压痛及敏感反应。有些肺病患者可以在肺俞穴处摸到结节，肝病患者可能会在肝俞穴处或期门穴处出现压痛，胃病患者可能会在胃俞穴处和足三里穴处有压痛，肠痈患者可能会在阑尾穴处有压痛。

第五讲

辨证施治

辨证，是综合各种要素，概括、判断为某种性质的证；论治，是根据辨证的结果，确定相应的治疗方法。

辨证论治的过程，就是认识疾病和诊治疾病的过程。

症、证、病的区别

症指的是症状，证指的是证型，病指的是中医病名。它们既有联系也有区别。

症（个别现象）

症是症状和体征的总称，是疾病的外在表现。可以是患者的主观感觉或行为表现，如脘腹胀满、头痛等；也可以是医生检查时发现的异常征象，如舌红少津、脉细等。症是判断疾病、辨识证候的主要依据。

证（某一阶段）

证就是证候，是疾病过程中某一阶段或某一类型的病理概括。包括部位、原因、性质、正邪关系。如肾阴虚、风寒犯肺等证是病机的外在反应，病机是证的内在本质。疾病的发展阶段不同，证型也不同。

病（全过程）

病是所有症和证的总会，如感冒、痹病等。一个病可以在不同时期有不同的证候。

治疗疾病时，首先是从症状入手，根据具体的症状表现来诊断疾病，疾病诊断确立后，再根据症状的表现，明确疾病到了哪个发展阶段，即证型。

八纲辨证

八纲辨证，就是通过四诊法，掌握辨证资料之后，根据病位的深浅、病邪的性质及盛衰、人体正气的强弱等，加以综合分析、归纳，从而辨别疾病现阶段的病变部位、性质、邪正斗争情况和病证类型的方法。八纲即阴、阳、表、里、寒、热、虚、实八类证候。疾病的表现尽管复杂，但基本上都可用八纲加以归纳。

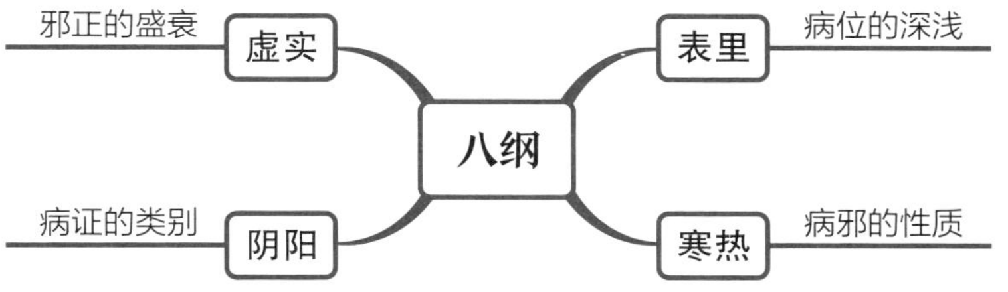

八纲证候关系密切

八纲辨证并不意味着把各种证候截然划分为八个类型，它们是互相联系而不可分割的。

证候相兼

疾病的变化往往不是单纯的，经常会出现表里、寒热、虚实交织在一起的情况，如表里同病、虚实夹杂、寒热错杂。

证候转化

在一定的条件下，疾病还可出现不同程度的转化，如表邪入里、里邪出表、寒证化热、热证转寒、实证转虚、因虚致实等。

证候真假

在疾病发展到一定阶段时，还可以出现一些与疾病性质相反的假象，如真寒假热、真热假寒、真虚假实、真实假虚等。阴证、阳证也是如此，阴中有阳，阳中有阴，疾病可以由阳入阴、由阴出阳，又可以从阴转阳、从阳转阴。

因此，进行八纲辨证，不仅要熟练掌握各类证候的特点，还要注意它们之间的相兼、转化、夹杂、真假，才能正确而全面地认识并诊断疾病。

◎ 阴阳辨证

阴阳辨证是将所有疾病都分为阴阳两类，是八纲辨证的总纲。阴阳两纲可以概括其他六纲，即表、热、实证为阳；里、寒、虚证属阴。

阴证

凡见抑制、沉静、衰退、晦暗等表现的里证、寒证、虚证，以及症状表现于内的、向下的、不易发现的，或病邪性质为阴邪、病情变化较慢等，一般都可归为阴证。

- **阴虚证：**口咽干燥，形体消瘦，五心烦热，潮热盗汗，两颧潮红。
- **阴盛证：**恶寒喜暖，面色苍白，四肢欠温，腹痛拒按，肠鸣腹泻，或痰鸣喘嗽。
- **亡阴证：**冷汗淋漓，神情淡漠，肌肤不温，手足厥冷，呼吸气微，脉微欲绝。

阳证

凡见兴奋、躁动、亢进、明亮等表现的表证、热证、实证，以及症状表现于外的、向上的、容易发现的，或病邪性质为阳邪、病情变化较快等，一般都可归为阳证。

- **阳虚证：**畏寒肢冷，面色苍白，口淡不渴，神疲乏力，少气懒言，自汗。
- **阳盛证：**壮热喜冰，口渴饮冷，面红目赤，烦躁或神昏谵语，腹胀满痛拒按。
- **亡阳证：**汗热味咸而黏、如珠如油，身灼肢温，虚烦躁扰，口渴欲饮，唇舌干燥。

阴证、阳证鉴别要点

四诊	阴证	阳证
望	面色苍白或暗淡，身重蜷卧，倦怠无力，萎靡不振，舌质淡而胖嫩，舌苔润滑	面色潮红或通红，身热喜凉，狂躁不安，口唇燥裂，舌质红绛，苔色黄或老黄，甚则燥裂，或黑而生芒刺
闻	语声低微，静而少言，呼吸怯弱，气短	语声壮厉，烦而多言，呼吸气粗，喘促痰鸣，狂言叫骂

续表

四诊	阴证	阳证
问	饮食减少，口中无味，不烦不渴，或喜热饮，小便清长或短少，大便气腥臭	口干，烦渴引饮，小便短赤，大便或硬或秘
切	腹痛喜按，身寒足冷，脉象沉微细涩迟且弱而无力	腹痛拒按，身热足暖，脉象浮洪数大滑实而有力

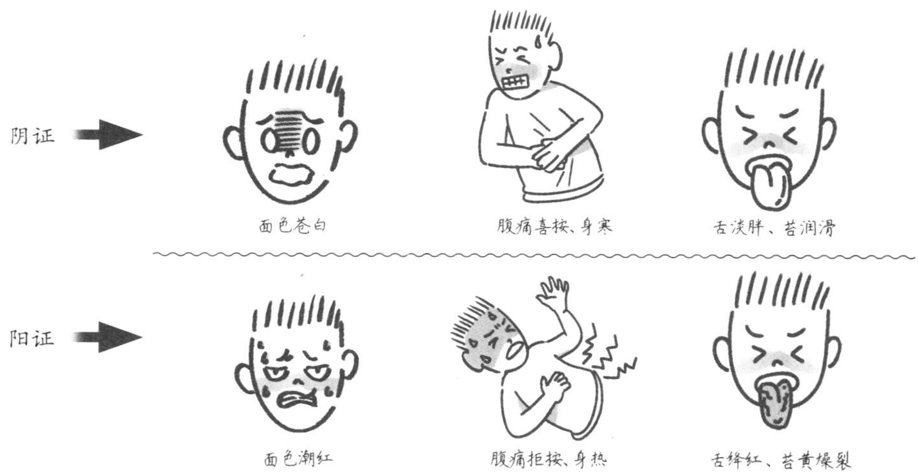

阴证和阳证的关系

阴阳消长是相对的，在一定条件下，阴证和阳证可以相互转化。

阳证（如高热、面红）过程中，因正气耗损或邪气过盛，而转化为虚寒的阴证（如四肢厥冷、脉微欲绝）

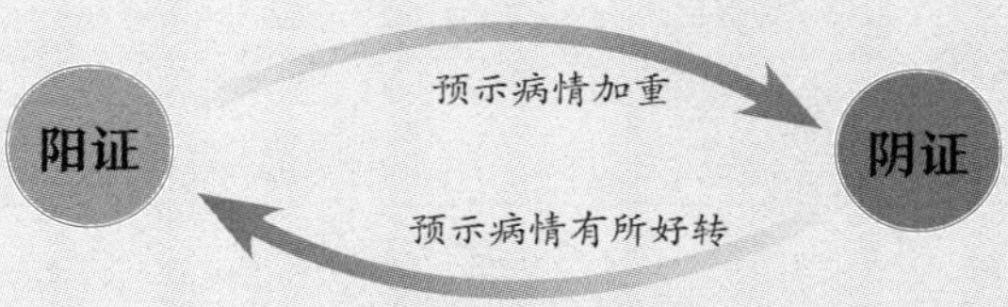

本属寒证、虚证的阴证（如畏寒肢冷），因正气恢复或治疗得当，转化为热象明显的阳证(如发热口渴）

注意 在阴证与阳证转化过程中，亦可出现阴证、阳证夹杂而呈寒热虚实混杂的复杂病情。

◎ 表里辨证

表里辨证可察知病情的轻重深浅及病理变化的趋势。表证一般病浅易治，里证则病深难治。

表证

因六淫等邪气侵犯人体浅表部位而表现出来的证候。多见于外感病初期阶段，发病急，病程短，病位浅。

- **表热证**：发热重，恶寒轻，舌边尖红，脉浮数。
- **表寒证**：发热轻，恶寒重，舌苔薄白，脉浮紧。
- **表实证**：恶寒，无汗，脉浮紧。
- **表虚证**：自汗或者汗出恶风，脉浮缓。

里证

病变部位较深，累及脏腑、气血、骨髓的一类证候。多见于外感病的中后期或内伤病。

- **里热证**：面色潮红，身体发热，心情烦躁，喜食冷饮，大便秘结，小便短赤。
- **里寒证**：面色苍白，身体发冷，喜热饮。
- **里实证**：壮热烦渴，腹痛便秘，口臭，舌红或红绛。
- **里虚证**：头晕耳鸣，心悸神疲，脉虚。

表证、里证鉴别要点

鉴别症状	表证	里证
病程	新病	久病不愈
寒热	发热而有恶寒	发热无恶寒或但寒不热
舌象	舌苔变化不大	舌质和舌苔变化大
脉象	脉浮	脉沉

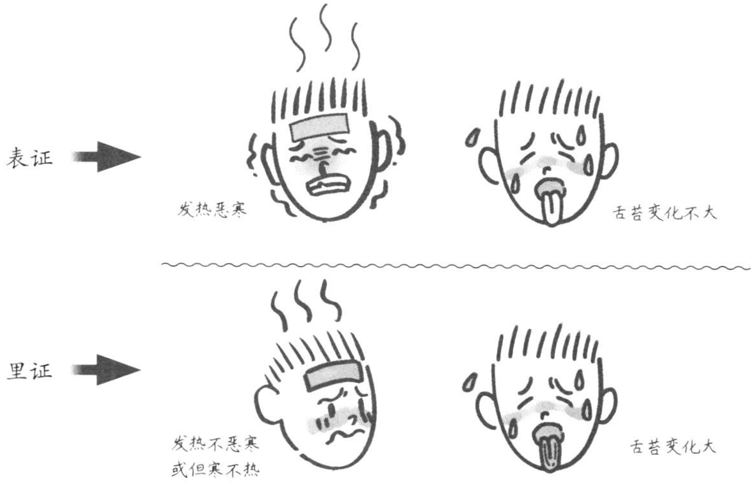

表证和里证的关系

表里同病

表证和里证在同一时期出现，称“表里同病”。表里同病的出现往往与寒热、虚实互见，常见的有表寒里热、表热里寒、表虚里实、表实里虚等，也可见表里俱寒、表里俱热、表里俱虚、表里俱实等。

表邪入里

表邪不解，内传入里，称为“表邪入里”。多因机体抗邪能力降低，或邪气过盛，或护理不当，或误治、失治所致。如表证本有恶寒发热，若不恶寒反恶热，并见渴饮、舌红苔黄，便是表邪入里的证候。

里邪出表

某些里证，病邪从里透达于外，称为“里邪出表”。多因治疗护理得当，机体抗邪能力增强而成。如内热烦躁、咳逆胸闷，继而发热汗出或出疹点，便是里邪出表的证候。

表邪入里表示病势加重；里邪出表反映邪有去路，病势减轻。

◎ 寒热辨证

寒热辨证是通过判断病证属寒属热来鉴别疾病性质的辨证方法。阴盛或阳虚表现为寒证；阳盛或阴虚表现为热证。

寒证

感受寒邪导致阳气亏虚和阴寒内盛的一类病证，以寒冷为主要特点。

- **表寒证**：恶寒重，发热轻，无汗，脉浮紧。
- **里寒证**：形寒肢冷，面色苍白，口淡不渴，喜热饮，大便溏泄。
- **虚寒证**：精神不振，畏寒肢冷，腹痛喜按，小便清长。
- **实寒证**：畏寒喜暖，面色苍白，四肢欠温，肠鸣腹泻，口淡多涎。

热证

因感受热邪，或阴液损耗所引起的一类病证，以发热为主要特点。

- **表热证**：发热恶风，头痛，口渴咽痛，咳嗽痰黄。
- **里热证**：身热汗多，渴欲引饮，心烦口苦，小便短赤刺痛。
- **虚热证**：心烦不眠，口燥咽干，潮热盗汗，舌红，脉细数。
- **实热证**：发热，面红目赤，口渴喜冷饮，痰、涕黄稠，舌红苔黄，脉数。

寒证、热证鉴别要点

鉴别症状	寒证	热证
寒热喜恶	恶寒喜温	恶热喜凉
口渴	不渴	渴喜冷饮
面色	白	赤
四肢	冷	热
二便	大便稀溏，小便清长	大便干结，小便短赤
舌象	舌淡，苔白腻	舌红，苔黄燥
脉象	迟或紧	数

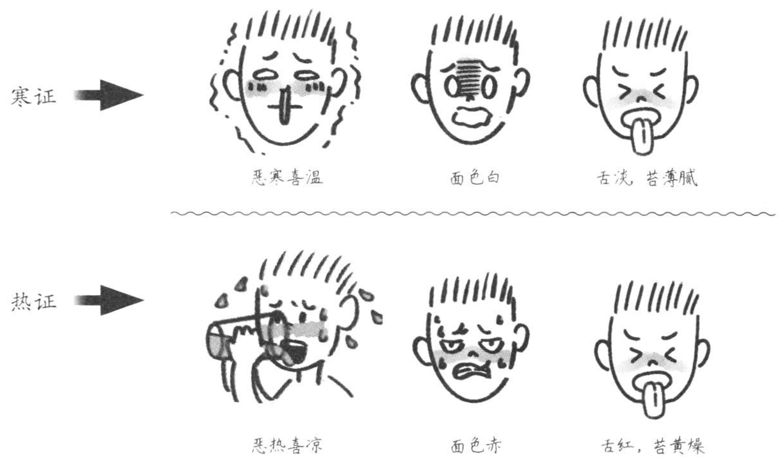

寒证和热证的关系

寒证与热证既可以在患者身上同时出现，表现为寒热错杂的证候，又可以在一定条件下互相转化，出现寒证化热、热证转寒。在疾病发展过程中，特别是危重阶段，还会出现假象。

寒热错杂

患者身上同一时间可能寒证、热证同时存在，比如上热下寒、上寒下热、表寒里热、表热里寒等。治疗时应该根据症状的轻重缓急而采取相应的治疗方式。

寒热转化

寒证与热证在一定条件下可以相互转化。患者先有寒证，后见热证，热证出现后寒证逐渐消失，这就是寒证转化为热证。先有热证，后来出现寒证，寒证出现后，热证会渐渐消失，这就是热证转化为寒证。

◎ 虚实辨证

虚实可反映疾病正邪盛衰。虚指的是正气亏虚，邪气不明显；实指的是邪气充盛，正气不虚。虚实辨证就是通过判断病证属虚属实来鉴别病情变化。

虚证

因正气不足而产生的各种虚弱证候。

- **阳虚证：**面色淡白或萎黄，口淡不渴，自汗，形寒肢冷，兼见神疲、乏力、气短。
- **阴虚证：**形体消瘦，颧赤，五心烦热，潮热盗汗，心悸失眠。
- **气虚证：**面色无华，精神萎靡，倦怠乏力，少气懒言，气短自汗，形寒肢冷。
- **血虚证：**眩晕，面白或萎黄，眼睑、牙龈、指甲色淡白。

实证

以人体感受外邪，或疾病过程中阴阳气血失调，体内病理产物蓄积为主要症状特征的证候。其特征为邪气盛、正气不虚。

- **症状：**发热，腹胀痛拒按，胸闷烦躁，甚则神昏谵语，呼吸气粗，大便秘结，小便不利或淋漓涩痛等。
- **病因：**一是风、寒、暑、湿、燥、火、疫疠以及虫毒等邪气侵犯人体，正气奋起抗邪所致；二是内脏功能失调，气化失职，气机阻滞，形成痰、饮、水、湿、脓、瘀血、宿食等有形病理产物，壅聚停积于体内所致。

虚证、实证鉴别要点

鉴别症状	虚证	实证
病程	较长	较短
体质	虚弱	壮实
精神	萎靡	亢奋
声息	声息低微	声高气粗
疼痛	喜按	拒按

续表

鉴别症状	虚证	实证
胸腹胀满	按之不痛，胀满时减	按之疼痛，胀满不减
发热	多为潮热、微热	多为高热
恶寒	畏寒，添衣近火得温则减	恶寒，添衣近火得温不减
舌象	舌质嫩，苔少或无	舌质老，苔厚腻
脉象	无力	有力

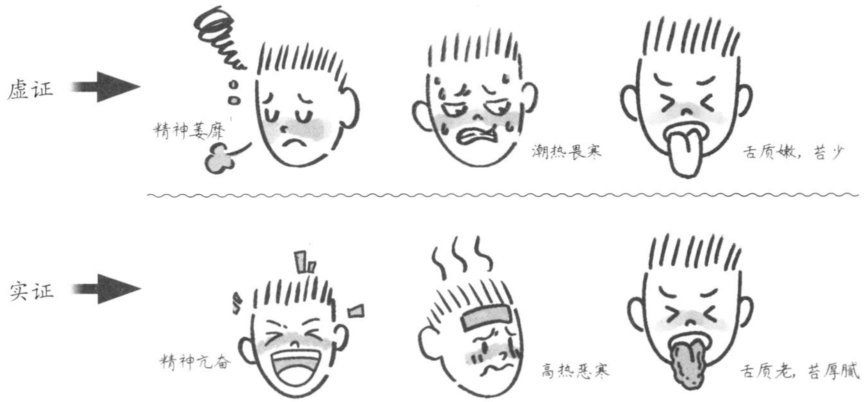

虚证和实证的关系

虚实错杂　虚证中夹有实证，或实证中夹有虚证，或虚实齐见。如表虚里实、表实里虚、上虚下实、上实下虚等。

虚实转化　疾病的过程就是邪正斗争的过程，在证候上表现为虚实的变化。有些疾病本来是实证，但由于病邪久留，损伤正气，会转化为虚证；有些疾病由于机体正气虚弱，脏腑功能失常，而致痰、食、血、水等凝结阻滞为患，成为实证。

虚实真假　虚证和实证有真假疑似之分，一般可分为真虚假实和真实假虚两种。前者是指本质为虚证，反见某些盛实假象；后者是指本质为实证，反见某些虚羸假象。

六淫辨证

六淫是风、寒、暑、湿、燥、火六种外感病邪的合称，其共同特点是起病急、病程短，可单独致病，也可相兼致病，与气候环境有关，一定条件下可相互转化。

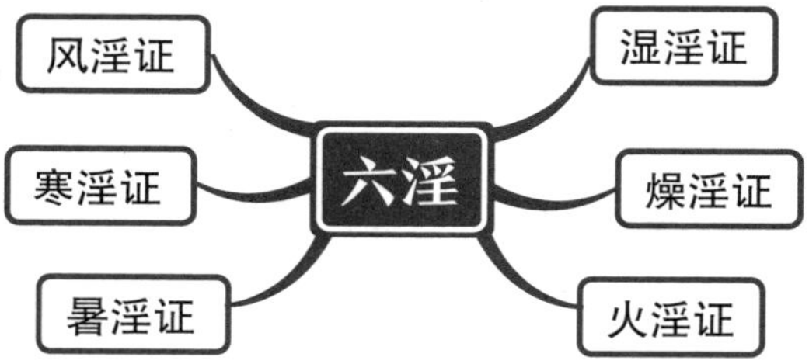

六淫的辨证要点

六淫	特点	辨证要点
风淫证	发病迅速、消退快、游走不定	恶风寒，微发热，汗出，脉浮缓；或突发皮肤瘙痒、丘疹、麻木，肢体关节游走作痛，面睑肢体浮肿
寒淫证	伤人阳气，阻碍气血运行	恶寒肢冷，无汗，头身痛，鼻塞或流清涕
暑淫证	易耗气伤津，且暑多挟湿，常与湿邪相合成病	发热，汗出，口渴，疲乏，尿黄
湿淫证	病变常缠绵留着，不易速去	身体困重、酸楚，痞闷，口腻不渴，小便混浊
燥淫证	伤津液	干燥不润
火淫证	耗津伤液，逼血妄行	发热，口渴，便秘，尿黄，出血，舌红苔黄，脉数

气血津液辨证

气血津液辨证就是运用脏腑学说中有关气血津液的理论，分析气、血、津液的病变，辨认其所反映的不同证候。

◎ 气病辨证

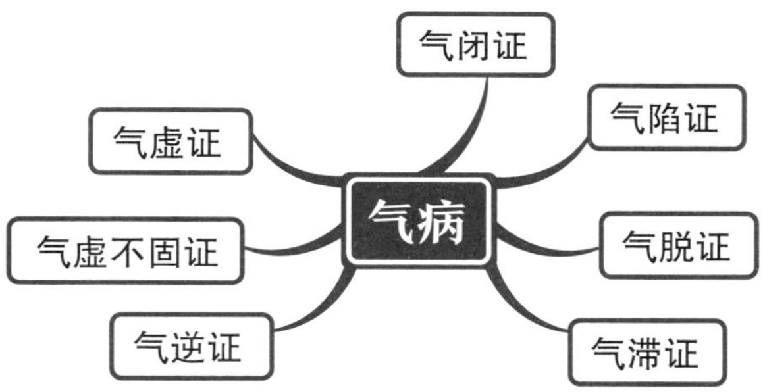

气病的辨证要点

证型	病因病机	辨证要点
气虚证	脏腑组织机能衰退表现出来的证候。多由久病体虚、积劳过重、年老体衰等因素引起	神疲乏力，气短息弱，声低懒言，动则加重
气陷证	气虚无力升举而反下陷的证候。是气虚证进一步发展或身体劳累过度损伤脏器所致	气虚表现与清阳不升、脏器下垂表现并见。如头晕眼花，神疲乏力，腹部坠胀，或见内脏下垂、脱肛等
气虚不固证	因气虚而导致气对精、血、津液的固摄功能减退所表现的虚弱证候	气虚表现与自汗，或二便、经、精等不固并见
气脱证	元气衰极而气欲外脱的危急证候	呼吸、脉搏极度微弱，神志昏愦，二便失禁，脉微欲绝等

续表

证型	病因病机	辨证要点
气滞证	人体某一脏腑、某一部位气机阻滞，运行不畅所表现的证候	胀闷、疼痛。同时，症状时发时止、时轻时重、部位不定，常因情志不舒而诱发或加重，因情志舒畅或太息、嗳气而减轻
气闭证	人体某些脏腑及其官窍气机闭塞不通所引起的危急证候	发病突然，常以突然昏仆、窒息、绞痛、肢冷、二便不通为主症，病程较短，病情重笃而危急
气逆证	气机升降失常，逆而向上所表现的证候	病位在肺、胃、肝，以咳、喘、呕、呃、眩为特征

◎ 血病辨证

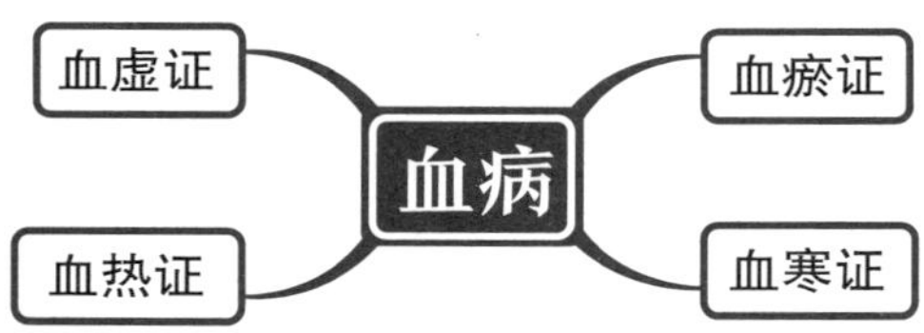

血病的辨证要点

证型	病因病机	辨证要点
血虚证	血液亏虚，脏腑百脉失养，全身虚弱所表现的证候	面、唇、睑、爪甲、舌体淡白，头晕眼花，脉细等
血瘀证	由瘀血内阻而引起的病变	痛如针刺，痛有定处，肿块，出血，唇、舌、甲青紫，脉涩等
血热证	脏腑火热炽盛，热迫血分所表现的证候。多因烦劳、嗜酒、恼怒伤肝、房事过度等因素引起	急性出血，血色鲜红质稠，身热口渴，局部红肿热痛，舌红绛，脉数有力等
血寒证	局部脉络寒凝气滞，血行不畅所表现的证候。常由感受寒邪引起	拘急冷痛，形寒，肤色紫暗，妇女痛经或月经不调等

◎ 津液病辨证

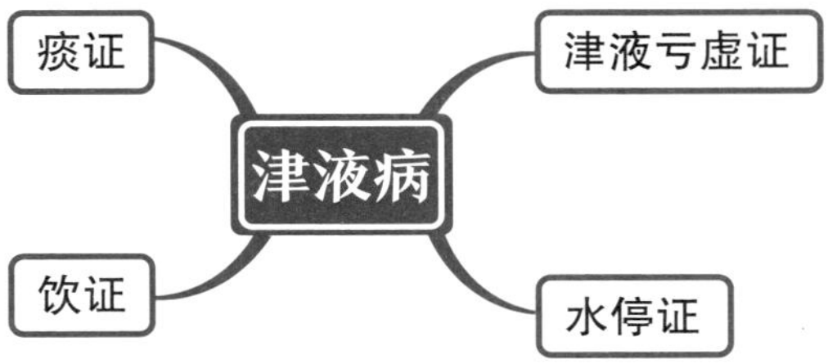

津液病的辨证要点

<table>
<tr><th>津液病证型</th><th>病机病因</th><th colspan="2">辨证要点</th></tr>
<tr><td>津液亏虚证</td><td>由于津液亏少，全身或某些脏腑组织器官失其濡润滋养</td><td colspan="2">口渴，尿少，便干，肌肤、口、鼻、唇、舌干燥</td></tr>
<tr><td>痰证</td><td>痰浊停聚或窜流于脏腑组织之间，阻碍气机或聚结成块</td><td colspan="2">咳吐痰多，胸闷，恶呕，晕眩，体胖，局部出现圆润柔韧的包块，苔腻，脉滑</td></tr>
<tr><td>饮证</td><td>饮邪停聚于腔隙或肠胃，阻碍气机</td><td colspan="2">脘腹痞闷，呕吐清水，咳吐清稀痰涎，肋间饱满，苔滑，脉弦</td></tr>
<tr><td rowspan="2">水停证</td><td>阳水：水肿性质属实。多为外感风邪致肺气宣降失司，或湿邪内侵致脾运化不利</td><td rowspan="2">肢体浮肿，小便不利，腹胀如鼓，周身困重，舌胖苔滑</td><td>发病急，来势猛，眼睑、头面先肿，上半身肿甚</td></tr>
<tr><td>阴水：水肿性质属虚。多为房事不节、久病正虚等致使脾肾阳气亏虚，无力气化水液</td><td>发病缓，来势徐，水肿先起于足部，腰以下肿甚</td></tr>
</table>

痰与饮的区别：

痰和饮都是津液代谢障碍所形成的病理产物，较稠浊的称痰，清稀的称饮。

◎ 气血同病辨证

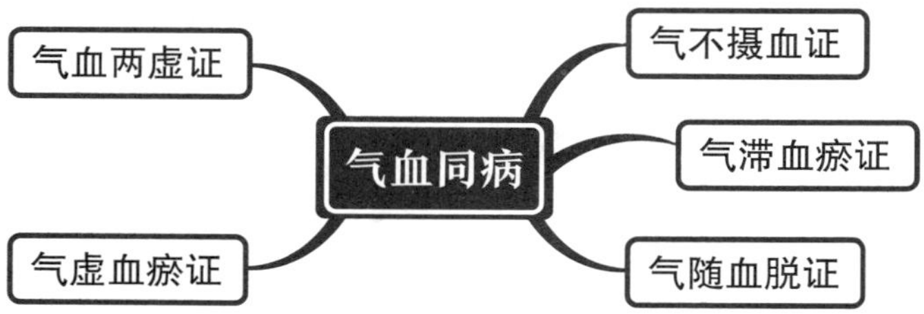

气血同病的辨证要点

证型	病因病机	辨证要点
气血两虚证	气虚与血虚同时存在所表现的证候。多由久病不愈，气虚不能生血，或血虚无以化气所致	气虚与血虚症状并见，如神疲乏力，自汗，面色、口唇、爪甲淡白，头晕目眩，形体消瘦
气虚血瘀证	气虚运血无力，血行瘀滞而表现的证候。常由病久气虚，渐致瘀血内停而引起	气虚和血瘀症状并见，如脸色淡白，倦怠乏力，胸胁或其他部位疼痛，痛处固定不移、拒按，舌有紫点，脉涩
气不摄血证	气虚不能摄血，而导致出血证。多由饮食不节，损伤脾胃，或劳欲体虚，体劳伤脾，或久病体虚引起	出血和气虚症状并见，如各种出血、面色淡白、神疲乏力、心悸失眠、舌淡白、脉弱
气随血脱证	大量失血，引发气无所依附而亡脱	大量出血时，随即出现气脱，表现为面色苍白、气少息微、大汗淋漓、手足厥冷、脉微
气滞血瘀证	气机郁滞而致血行瘀阻所出现的证候。多由情志不舒，或外邪侵袭引起肝气久郁不解所致	病程较长，肝经部位出现刺痛、痞块，疼痛固定、拒按，急躁易怒，皮肤青筋暴露，舌有紫点，脉弦或涩

脏腑辨证

脏腑辨证是根据脏腑的生理功能、病理表现，对疾病证候进行归纳，借以推究病机，判断病变的部位、性质、正邪盛衰情况的一种辨证方法。

◎ 心与小肠病辨证

心居胸中，其经脉下络小肠，两者互为表里。心病以心主血脉的功能紊乱与心主神志的功能异常为主要病理变化；小肠病以小肠分清泌浊的功能失常为主要病理变化。

心气虚证

心气不足所表现的证候。常由先天不足、劳心过度、久病体虚、年老体衰等因素引起。

证候分析：

- 心悸怔忡。→ 心气不足，鼓动乏力。
- 胸闷气短。→ 心气亏虚，胸中宗气运转无力。
- 神疲乏力。→ 宗气衰少。
- 劳累之后诸症加剧。→ 动则气耗。
- 自汗。→ 气虚则卫外不固。
- 面色淡白，舌淡苔白，脉弱。→ 气虚运血无力，气血不充。

辨证要点：心悸怔忡与气虚症状并见。

心血虚证

心血不足，心失濡养所表现的证候。

证候分析：

- 心悸怔忡。→ 心血不足，心失所养，心动不安。
- 心神不宁，失眠多梦。→ 心神失养，神不守舍。
- 头晕，健忘，面色淡白或萎黄，唇舌色淡。→ 血虚不能上荣头面。
- 脉细无力。→ 血虚不能充盈脉道。

辨证要点：心悸、失眠、多梦与血虚症状并见。

心阴虚证

心阴亏虚，虚热内扰所表现的证候。

证候分析：

- 心悸怔忡。→ 心阴不足，心失所养，心动失常。
- 心神不安，心烦，失眠多梦。→ 虚热扰心，神不守舍。
- 口咽干燥，形体消瘦。→ 阴虚失滋。
- 手足心热，潮热盗汗，颧红，舌红少苔乏津，脉细数。→ 阴不制阳，虚热内生。

辨证要点：心悸、心烦、失眠与虚热症状并见。

心血虚证与心阴虚证均可见心悸、失眠、多梦等症，但心血虚证以面色淡白、唇舌色淡等“色白”的血虚表现为特征；心阴虚证以两颧潮红、手足心热、潮热盗汗等“色红”的阴虚内热之象为特征。

心阳虚证

心脏阳气虚衰所表现的证候。多由心气虚进一步发展致阳虚寒生所致。

证候分析：

- 心悸怔忡。→ 心阳不振，鼓动无力，心动失常。
- 胸闷气短，甚则心痛。→ 宗气衰少，心阳不展。
- 心胸疼痛。→ 心阳失其温通而心脉痹阻不通。
- 自汗。→ 心阳虚衰，卫外不固。
- 畏寒肢冷。→ 阳气亏虚，形体失于温煦。
- 面色㿠白。→ 温运乏力，面部血脉失充。
- 舌淡胖，苔白滑，脉弱。→ 均为阳虚寒盛之象。

辨证要点：心悸怔忡、胸闷或心痛与阳虚症状并见。

心阳虚脱证

心阳衰极，阳气暴脱所表现的危重证候。多在心阳虚衰或心脉痹阻的基础上暴脱亡阳所致。

证候分析：

- 冷汗淋漓，不能温煦肢体，则四肢厥冷。→ 心阳衰亡，不能外固。
- 面色苍白无华。→ 血随阳气外脱，脉道失充。
- 呼吸微弱。→ 阳气暴脱，宗气大泄，不能助肺以行呼吸。
- 心痛剧烈，口唇青紫。→ 心阳虚衰，寒凝经脉，心脉痹阻不通，不通则痛。
- 神志模糊或昏迷。→ 阳气外脱，心神涣散。
- 脉微细欲绝。→ 心阳衰竭之象。

辨证要点：心悸胸痛、神志模糊或昏迷与亡阳症状并见。

心脉痹阻证

由于瘀血、痰浊、阴寒、气滞等痹阻心脉，致心阳不振，运血无力所表现的证候。

证候分析：

- 心悸怔忡。→ 心阳不振，失于温养，心动失常。
- 心胸憋闷疼痛。→ 阳气不运，心脉阻滞。
- 痛引肩背或内臂。→ 手少阴心经循肩臂。

辨证要点：心悸怔忡、心胸憋闷作痛与瘀血、痰湿、寒凝或气滞症状并见。

瘀阻心脉则刺痛，痰阻心脉则闷痛，寒凝心脉则剧痛，气滞心脉则胀痛（多与情志因素有关）。

心火亢盛证

心火内炽，扰神迫血所表现的证候。

证候分析：

- 心烦失眠，甚或狂躁、神昏谵语。→ 心火内炽，热扰心神。
- 面赤，口舌生疮。→ 心火上炎口面。
- 吐血，衄血。→ 热伤血络，迫血妄行。
- 小便赤、涩、灼、痛。→ 心火下移小肠。
- 舌、面红赤，苔黄脉数。→ 火热内盛之象。

辨证要点：心烦失眠、舌赤生疮、吐衄、尿赤与实热症状并见。

痰蒙心神证

痰浊蒙蔽心神，以神志失常为主要表现的证候。

证候分析：

- 癫证（神志痴呆、精神抑郁、表情淡漠、喃喃自语，举止失常）。→ 痰浊蒙蔽，心神不清。
- 痫证（突然昏仆、不省人事、口吐涎沫、喉中痰鸣）。→ 肝风挟痰，上窜蒙蔽心窍。
- 面色晦滞。→ 湿浊酿痰，痰阻中焦，清阳不升，浊气上泛。
- 脘闷恶心。→ 痰阻胸阳，胃失和降。
- 舌苔白腻，脉滑。→ 痰浊内盛之象。

辨证要点：神志抑郁、错乱、痴呆、昏迷与痰浊症状并见。

痰火扰神证

痰浊交结，扰乱心神，以神志失常为主要表现的证候。

证候分析：

- 发热气粗，面红目赤，便秘尿黄。→ 邪热内炽。
- 躁狂谵语。→ 痰火扰乱心神。
- 胸闷，痰黄稠，喉间痰鸣。→ 邪热灼津，痰阻气道。
- 心烦失眠，甚则神志狂乱、胡言乱语、哭笑无常、狂躁妄动、打人毁物、力逾常人。→ 痰火扰乱心神。

辨证要点：烦躁不宁、失眠、狂躁、神昏谵语与痰热症状并见。

瘀阻脑络证

瘀血犯头，阻滞脑络所表现的证候。

证候分析：

- 头痛如针刺，固定不移。→ 瘀血阻滞脑脉，不通则痛。
- 猝然昏倒，不省人事。→ 血郁于脑，上蒙清窍。
- 半身不遂。→ 脉络失畅，气血不荣。
- 头晕时作。→ 气血瘀阻，不能上荣，清窍失养。
- 心悸，失眠，健忘。→ 瘀血不去，新血不生，心神失养。
- 面晦不泽，舌质紫暗或有瘀点瘀斑，脉细涩。→ 均为瘀血内阻之象。

辨证要点：头痛、头晕与瘀血症状并见。

小肠实热证

心火下移小肠，热迫膀胱，致小肠里热炽盛所表现的证候。

证候分析：

- 心烦失眠。→ 邪热扰心。
- 口渴。→ 火热伤津。
- 面赤，口舌生疮。→ 心火上炎。
- 小便赤涩、尿道灼痛。→ 心热下移小肠，小肠分清泌浊功能失常。
- 尿血。→ 热伤血络，迫血妄行。
- 舌红苔黄，脉数。→ 为实热之象。

辨证要点：小便赤涩灼痛、心烦、口舌生疮与实热症状并见。

◎ 肺与大肠病辨证

肺的经脉下络大肠而与大肠互为表里。肺病以宣发、肃降功能失常为主要病理变化，大肠病变以传导功能失常为主要病理变化。

肺气虚证

肺气亏虚，卫表不固，宣降失职所表现的证候。

证候分析：

- 咳喘无力。➡ 肺气虚弱，宣降失权，气逆而向上。
- 少气懒言，语声低微。➡ 肺气亏虚，宗气生成减少。
- 咳痰清稀。➡ 肺气亏虚，津液失布，聚而为痰。
- 自汗畏风，易患感冒。➡ 肺气虚弱，卫表不固，腠理疏松。
- 面色淡白，神疲体倦，舌淡苔白，脉虚。➡ 为气虚之象。

辨证要点： 咳、喘、痰稀与气虚症状并见。

肺阴虚证

肺阴不足，虚热内生所表现的证候。

证候分析：

- 干咳。➡ 肺阴不足，清肃失司，气机上逆。
- 痰少而黏。➡ 虚热内生，炼津为痰。
- 口燥咽干，声音嘶哑。➡ 阴津亏虚，不能上输以润咽喉。
- 五心烦热，午后潮热，颧红。➡ 虚火内炽，虚火上炎。
- 盗汗。➡ 热扰营阴，迫津外泄。
- 形体消瘦。➡ 阴液亏虚，肌肤失养。
- 舌红少苔，脉细数。➡ 为阴虚之象。

辨证要点： 干咳无痰、痰少而黏与阴虚症状并见。

风热犯肺证

风热之邪侵犯，肺卫失宣所表现的证候。

证候分析：

- 咳嗽。➡ 风热犯肺，肺失清肃而上逆。
- 咳痰黄稠。➡ 热为阳邪，灼液为痰。
- 发热，微恶风寒。➡ 肺卫失宣，正邪相争，卫气抗邪则发热，卫气郁则恶风寒。
- 鼻塞流浊黄涕。➡ 肺气失宣， 鼻窍津液为风热所熏。
- 口干咽痛。➡ 风热上犯咽喉，灼伤津液。
- 舌尖红，苔薄黄，脉浮数。➡ 为风热犯表之象。

辨证要点：咳嗽、痰黄稠与风热表证症状并见。

风寒犯肺证

风寒之邪侵犯，肺卫失宣所表现的证候。

证候分析：

- 咳嗽，气喘。➡ 风寒袭表，致肺气失宣而上逆。
- 咳痰色白而稀。➡ 肺失宣降，津液不布，聚为痰饮，且寒为阴邪。
- 恶寒无汗。➡ 寒邪外侵，损伤卫阳，肌表失于温煦，卫阳被遏则恶寒，腠理闭塞则无汗。
- 鼻塞流清涕。➡ 肺气失宣，鼻窍不利。
- 头身疼痛。➡ 寒邪凝滞经脉，经气不利。
- 舌苔薄白，脉浮紧。➡ 为风寒在表之象。

辨证要点：咳嗽、痰白而稀与风寒表证症状并见。

燥邪犯肺证

感受燥邪，肺失清润所表现的证候。

证候分析：

- 干咳无痰或痰少难咳。→ 燥伤肺津，肺失滋润，清肃失职。
- 胸痛或痰中带血。→ 燥伤肺络。
- 唇、舌、鼻、咽干燥，少汗或无汗。→ 燥性干涩，津伤失润。
- 发热恶风寒。→ 燥邪外袭，卫气被遏。

辨证要点：干咳无痰或痰少而黏与燥淫证症状并见。

若燥与寒合，腠理闭塞，则无汗，舌红、苔薄白，脉浮紧。

若燥与热合，腠理开，则少汗，舌红、苔薄黄而干，脉浮数。

肺热炽盛证

邪热壅肺，肺失宣降所表现的证候。

证候分析：

- 咳嗽气喘。→ 热邪犯肺，肺失宣降，气逆于上。
- 胸痛。→ 热灼肺络，肺气不利。
- 发热烦渴，面赤气粗，咽喉肿痛。→ 火热上炎。
- 尿黄便秘。→ 热伤津液。
- 舌红苔黄，脉数。→ 为肺热炽盛之征。

辨证要点：咳嗽、气喘、胸痛与里实热证症状并见。

痰热壅肺证

痰热互结，壅盛于肺所表现的证候。

证候分析：

- 咳嗽，气喘息粗。→ 痰热壅肺，肺失清肃，肺气上逆。
- 脓血腥臭痰或痰中带血、胸痛。→ 痰热阻滞肺络，气滞血壅，肉腐血败成脓。
- 鼻翼扇动。→ 肺气壅滞，气道不利。
- 壮热烦渴，大便秘结，小便短赤。→ 肺热壅盛，热伤津液。
- 舌红苔黄腻，脉滑数。→ 为痰热盛之象。

辨证要点：咳喘、气喘息粗与痰热证症状并见。

寒痰阻肺证

寒痰交阻于肺，肺失宣降所表现的证候。

证候分析：

- 咳嗽。→ 寒痰阻肺，肺失宣降，肺气上逆。
- 痰多色白清稀。→ 寒湿不化，聚而成痰。
- 胸闷，气喘，痰鸣。→ 痰阻气道，呼吸不畅。
- 形寒肢冷。→ 寒性凝滞，阳气被郁而不达，肌肤失于温养。
- 舌淡，苔白腻，脉迟缓或滑。→ 为寒饮痰浊内盛之象。

辨证要点：咳嗽、气喘与寒痰证症状并见。

饮停胸胁证

水饮停于胸胁，阻滞气机，以胸廓饱满、胸胁胀闷或痛及饮证症状为主要表现的证候。

证候分析：

- 胸胁饱胀疼痛。➡ 饮停胸胁，气机阻滞，经脉不利。
- 牵引作痛。➡ 饮停胸腔，气机不利，呼吸、咳嗽及转体时引及饮邪壅迫于肺。
- 头目眩晕。➡ 饮为阴邪，阻遏阳气，清阳不升。
- 苔白滑，脉沉弦。➡ 水饮内停之象。

辨证要点：胸廓饱满、胸胁胀闷或痛与饮证症状并见。

大肠湿热证

湿热蕴结大肠，致大肠传导功能失职所表现的证候。

证候分析：

- 腹痛。➡ 湿热之邪侵犯大肠，壅阻气机，不通则痛。
- 下利脓血。➡ 湿热熏灼肠道，脉络受损，肉腐血败。
- 里急后重。➡ 湿热下迫直肠，气机壅滞不畅，大肠传导失司。
- 暴注下泻，色黄臭秽，肛门灼热。➡ 湿热秽浊下注。
- 发热烦渴，小便短赤。➡ 湿热内盛，耗伤津液。
- 舌红苔黄腻，脉滑数。➡ 为湿热内盛之象。

辨证要点：腹痛下利、泄泻与湿热证症状并见。

肠热腑实证

邪热入里，与肠中糟粕相搏，致燥屎内结所表现的证候。

证候分析：

- 腹部硬满疼痛、拒按，大便秘结。➡ 热结肠道，气机壅滞，津液耗伤，肠道失润。
- 泻下稀水，气味恶臭。➡ 燥屎内结，加之邪热迫津下泄。
- 日晡潮热。➡ 大肠属阳明经，其气旺于日晡之时。
- 神昏谵语。➡ 邪热与燥屎胶结，火热愈炽，上扰心神。
- 壮热，汗出口渴，小便短黄。➡ 里热蒸达，迫津外泄。
- 舌红，苔黄厚而燥或焦黑燥裂起刺，脉沉数有力或沉迟有力。➡ 里热炽盛之象。

辨证要点：腹满硬痛、便秘干燥与里热炽盛症状并见。

风水博肺证

由于风邪袭肺，宣降失常，通调水道失职，水湿泛溢肌肤所表现的证候。

证候分析：

- 浮肿起于眼睑、头面。➡ 风邪犯肺，肺宣发肃降失职，水道失其通调，风水相搏，水气泛溢。
- 发病较快，水肿迅速，皮肤发亮。➡ 外邪新感。
- 小便短少。➡ 肺宣降失司，水液难以下输膀胱。

辨证要点：骤起面睑浮肿与表证症状并见。

若风夹寒侵，则常伴见恶寒重、发热轻、无汗、苔薄白、脉浮紧等症。

若风与热合，则常伴见发热重、恶寒轻、咽喉肿痛、舌红、脉浮数等症。

肠燥津亏证

津液亏损，肠失濡润，传导失职，以大便燥结难下及津亏症状为主要表现的证候。又名大肠津亏证。

证候分析：

- 大便干结难解，数日一行。→ 阴津不足，肠道失濡，传导失职。
- 腹胀作痛，或左下腹触及包块。→ 燥屎结聚，气机阻滞。
- 口气秽臭，头晕。→ 腑气不通，秽浊之气上逆。
- 口干，舌红少津，脉细涩。→ 为阴津亏损之象。

辨证要点：大便燥结难下与津亏证症状并见。

肠虚滑泻证

大肠阳气虚衰不能固摄，以大便滑脱不禁及阳虚症状为主要表现的证候。又称大肠虚寒证。

证候分析：

- 下利无度，甚则大便失禁或脱肛。→ 久泻伤阳，大肠失其固摄之力。
- 腹部隐痛，喜温喜按。→ 大肠阳气虚衰，寒从内生，寒凝气滞，不通则痛。
- 舌淡，苔白滑，脉弱 → 为阳虚阴盛之象。

辨证要点：大便失禁与阳虚证症状并见。

虫积肠道证

蛔虫等寄居肠道，阻滞气机，噬耗营养所表现的证候。表现为胃脘嘈杂，时作腹痛，或嗜食异物，大便排虫，或突发腹痛，腹部按之有条索状物，甚至剧痛，呕吐蛔虫，面黄体瘦，睡中龄齿，鼻痒，或面部出现白斑，唇内有白色粟粒样凸起颗粒，白睛见蓝斑。

◎ 脾与胃病辨证

脾胃共处中焦，经脉互为络属而为表里关系。脾病以脾主运化功能失常为主要病理变化；胃病以受纳、腐熟功能障碍及胃失和降为主要病理变化。

脾气虚证

脾气不足，运化功能失职所表现的证候。

证候分析：

- 胃脘隐痛，腹胀纳少，食则腹胀更甚。→ 脾胃气虚，运化无力，水谷不化。
- 肢体水肿或大便溏薄。→ 脾虚水湿不运，浸淫肌肤或流注肠中。
- 倦怠乏力，消瘦。→ 脾气不足，气血生化乏源，肢体失养。
- 少气懒言。→ 气虚推动乏力。
- 面色萎黄。→ 脾失健运，气血不荣。
- 舌淡苔白，脉缓弱。→ 为脾气虚弱之象。

辨证要点：腹胀纳少、便溏与气虚证症状并见。

脾虚气陷证

脾气亏虚，升举无力而反下陷所表现的证候。亦称为中气下陷证。

证候分析：

- 头晕目眩。→ 脾虚不能升清，头目失养。
- 小便混浊如米泔。→ 脾气虚，精微不能正常输布，清浊不分，反注膀胱。
- 脘腹坠胀，便意频数，肛门重坠，或久泻久痢，或脏器下垂。→ 脾气虚，升举无权，反而下陷。
- 神疲乏力，气短懒言，面白无华，舌淡，脉缓或弱。→ 气虚推动乏力，血虚充养不足。

辨证要点：眩晕、泄泻、脘腹重坠与脾气虚证症状并见。

脾阳虚证

脾阳亏虚，失于温运，阴寒内生所表现的证候。

证候分析：

- 纳呆腹胀。 → 脾阳虚衰，运化失职。
- 脘腹冷痛绵绵，喜温喜按。 → 阳虚生内寒，寒凝气机，不通则痛。
- 形寒肢冷。 → 阳虚不能温煦肌肤。
- 口淡不渴。 → 中阳虚寒，不能温化水津，水湿内盛。
- 泛吐清水。 → 水饮内停于胃，胃失和降。
- 肢体水肿、小便短少或便溏。 → 水湿不化，溢于肌肤或流注肠中。
- 女子带下清稀、色白、量多。 → 水湿下注，带脉不固。
- 舌淡胖有齿印，苔白滑，脉沉迟无力。 → 均为阳虚内寒之象。

辨证要点：腹胀、腹痛、大便清稀与阳虚证症状并见。

脾不统血证

脾气亏虚，不能统摄血液，致血溢脉外所表现的证候。

证候分析：

- 食少便溏。 → 脾气亏虚，运化失职。
- 面白无华或萎黄，神疲乏力，少气懒言。 → 气血生化乏源，又加出血，气血亏虚。
- 各种出血（便血、尿血、肌衄、齿衄等）。 → 脾气亏虚，统血无权，血溢脉外。
- 妇女月经过多，崩漏。 → 脾虚血亏，冲任不固。
- 舌淡苔白，脉细弱。 → 为气血亏虚之象。

辨证要点：各种出血与脾气虚证症状并见。

湿热蕴脾证

湿热内蕴中焦，脾运化功能失调所表现的证候。

证候分析：

- 脘腹胀闷，呕恶纳呆。→ 湿热蕴结脾胃，运化失司，气机升降失常。
- 肢体困重。→ 脾主肌肉，湿性重着。
- 小便黄短，大便溏泄不爽。→ 湿热下注。
- 身目发黄，色泽鲜明如橘，或皮肤发痒。→ 湿热蕴结脾胃，熏蒸肝胆，致胆汁外溢。
- 身热不扬，汗出热不解。→ 湿遏热伏，热邪难以散发。
- 舌质红，苔黄腻，脉濡数。→ 湿热内蕴之象。

辨证要点：腹胀、纳呆、便溏与湿热证症状并见。

寒湿困脾证

寒湿内盛，脾阳受困，致运化失职所表现的证候。

证候分析：

- 纳呆，脘腹痞闷胀痛。→ 寒湿内盛，脾阳受困，运化失职，气机不畅。
- 泛恶欲吐。→ 胃失和降。
- 口淡不渴。→ 寒湿内盛。
- 头身困重，头重如裹。→ 脾主肌肉，湿性重着，清阳失升。
- 身目发黄，色泽晦暗如烟熏。→ 寒湿困阻，肝胆疏泄失职，胆汁外溢。
- 妇女白带量多清稀。→ 阳气被寒湿阻遏，不能温化水湿，致带脉不固。
- 大便稀溏（或肢体水肿，小便短少）。→ 水湿流注肠中（或泛溢肌肤）。
- 舌淡胖，苔白腻，脉濡缓。→ 为寒湿内盛之象。

辨证要点：脘腹痞闷、纳呆、腹胀、便溏、身重与寒湿证症状并见。

胃阳虚证

胃阳不足，胃失温养，以胃脘冷痛及阳虚症状为主要表现的证候。

证候分析：

- 胃脘冷痛。→ 胃阳不足，虚寒内生，寒凝气机，不通则痛。
- 胃痛绵绵不已，时作时止，喜温喜按。→ 性属虚寒，得温则舒。
- 泛吐清水或夹有不消化食物。→ 胃阳虚，失于温化水液，津液内停，上逆于口。
- 纳少，脘痞。→ 胃阳虚，受纳腐熟功能减退。
- 口淡不渴。→ 阳虚内寒，津液未伤。
- 倦怠乏力，畏寒肢冷。→ 阳虚气弱，推动、温煦功能减退。
- 舌淡胖嫩，脉沉迟无力。→ 为阳虚之象。

辨证要点：胃脘冷痛与阳虚证症状并见。

胃阴虚证

胃阴亏虚，胃失濡养和降所表现的虚热证候。

证候分析：

- 胃脘隐隐灼痛，嘈杂不舒。→ 胃阴不足，虚热内生，热郁胃中。
- 饥不欲食。→ 胃中虚热扰动则饥，胃虚失于和降则不欲食。
- 干呕呃逆。→ 胃失和降，胃气上逆。
- 口燥咽干。→ 胃阴亏虚，津不上承。
- 大便干结。→ 阴虚而肠失濡润。
- 小便短少。→ 阴液亏耗。
- 舌红少苔，脉细数。→ 为阴虚内热之象。

辨证要点：胃脘隐隐灼痛、饥不欲食与阴虚证症状并见。

胃气虚证

胃气虚弱，胃失和降，以纳少、胃脘痞满、隐痛及气虚证症状为主要表现的证候。

证候分析：

- 胃脘痞满，甚则隐痛。→ 胃气虚弱，失于和降，气滞于中。
- 喜按。→ 按之胃气暂得以通畅。
- 食少。→ 胃气虚弱，受纳、腐熟功能减退。
- 嗳气。→ 胃气虚弱，失于和降，逆而向上。
- 面色萎黄。→ 胃虚日久，气血乏源，血虚不能上荣于面。
- 神疲乏力，少气懒言，舌质淡，脉弱。→ 气虚推动无力。

辨证要点：胃脘痞满、隐痛喜按、纳少与气虚证症状并见。

寒滞胃脘证

寒邪犯胃，胃失和降所表现的证候。

证候分析：

- 胃脘冷痛，甚则剧痛（得温痛减，遇寒加剧）。→ 寒邪犯胃，气机郁滞。
- 恶心呕吐，吐后痛缓。→ 寒凝胃脘，胃失和降，胃气上逆，吐后气滞暂缓。
- 口淡不渴或口泛清水。→ 寒邪不耗津。
- 形寒肢冷。→ 寒邪伤阳，机体失阳气温养。
- 舌淡，苔白滑，脉迟或弦。→ 为阴寒内盛之象。

辨证要点：脘腹冷痛、恶心呕吐与实寒证症状并见。

食滞胃脘证

饮食停滞胃脘，致受纳腐熟功能失调所表现的证候。

证候分析：

- 脘腹胀满、疼痛。→ 食积胃脘，气机不畅。
- 嗳腐吞酸或呕吐酸腐食物，吐后胃气暂得通畅而痛减。→ 宿食内停，胃失和降，胃气挟食积浊气上逆。
- 肠鸣，腹痛，泄泻，泻下物酸腐臭秽。→ 食积下移肠道，肠内腐气充斥，气机不畅。
- 舌苔厚腻，脉滑。→ （胃中浊气上泛）为食滞之象。

辨证要点：胃脘胀满或胀痛、嗳腐吞酸、泻下秽臭与气滞证症状并见。

胃热炽盛证

胃中火热炽盛，胃失和降所表现的证候。

证候分析：

- 胃脘灼痛、拒按。→ 胃热炽盛，胃腑络脉气血壅滞。
- 口臭。→ 胃中郁热，浊气上逆。
- 渴喜冷饮，便秘，尿短黄。→ 热伤津液，肠道失润，小便化源不足。
- 消谷善饥。→ 胃火炽盛，腐熟功能亢进。
- 牙龈肿痛溃烂。→ 胃络于龈，胃火循经上熏，气血壅滞。
- 齿衄。→ 热伤血络，迫血妄行。
- 舌红苔黄，脉滑数。→ 为胃热炽盛之象。

辨证要点：胃脘灼痛、消谷善饥与实热证症状并见。

◎ 肝与胆病辨证

肝胆经脉相互络属而互为表里。肝病以肝主疏泄功能失常、肝不藏血、易动风化火为主要病理变化；胆病以主决断功能失常及黄疸为主要病理变化。

肝血虚证

肝脏血液亏虚，机体失养所表现的证候。

证候分析：

- 眩晕耳鸣，面白无华。→ 肝血不足，不能上荣头面。
- 爪甲干枯脆薄。→ 肝血不足，爪甲失养。
- 视力减退，甚则雀盲。→ 肝血不足，目失所养。
- 肢体麻木,关节拘急屈伸不利,手足震颤。→ 肝主筋,血虚则筋脉失养。
- 月经量少色淡，甚至经闭。→ 妇女肝血不足，不能充盈冲任之脉。
- 舌淡苔白，脉弦细。→ 为血虚常见之象。

辨证要点：眩晕、视力减退、肢体麻木与血虚证症状并见。

肝阴虚证

肝脏阴液亏虚，虚热内生所表现的证候。

证候分析：

- 头晕耳鸣，两目干涩，口咽干燥。→ 肝阴不足，不能上润。
- 面部烘热，五心烦热，午后潮热。→ 虚热内蒸，虚火上炎。
- 胁肋灼热灼痛。→ 肝络为虚火所灼。
- 盗汗。→ 虚火内扰营阴。
- 手足蠕动。→ 肝阴亏虚，筋脉失养。
- 舌红少津，脉弦细数。→ 为阴虚内热之象。

辨证要点：眩晕、目涩、胁肋灼痛与阴虚证症状并见。

肝郁气滞证

肝的疏泄功能异常，气机郁滞所表现的证候。

证候分析：

- 胸胁、乳房或少腹胀闷窜痛，情志抑郁或易怒，喜太息。→ 肝郁气滞，气机不畅，经脉不利。
- 梅核气。→ 肝郁气结痰凝，痰随气逆，循经上行，搏结于咽。
- 胁下积块。→ 肝郁日久，气滞血瘀。
- 月经不调，痛经，甚则闭经。→ 肝郁气滞，气病及血，冲任不调。
- 脉弦。→ 为肝病之脉。

辨证要点：情志抑郁或易怒，胸胁、少腹胀痛，脉弦与气滞证症状并见。

肝火炽盛证

肝经气火上逆所表现的证候。

证候分析：

- 头晕或胀痛、面红目赤。→ 肝火炽盛，循经上攻头目。
- 耳鸣如潮或耳内肿痛流脓。→ 胆经入耳中，肝热移胆，循经上冲。
- 口苦咽干。→ 肝火上炎耗津（咽干），挟胆热上蒸（口苦）。
- 胁肋灼痛。→ 肝火内灼。
- 急躁易怒，失眠多梦。→ 火热内扰，心神不安。
- 便秘尿黄。→ 热盛津耗。
- 吐血衄血。→ 肝火内盛，灼伤血络，迫血妄行。
- 舌红苔黄，脉弦数。→ 为肝经实火炽盛之象。

辨证要点：头目胀痛、胁痛、烦躁、耳鸣与实热证症状并见。

肝阳上亢证

肝肾阴亏，阴不制阳，肝阳亢于上，肾阴亏于下所表现的证候。

证候分析：

- 眩晕耳鸣，头目胀痛，面红目赤。→ 肝肾之阴不足，阴不制阳，阳亢于上，气血上冲。
- 失眠多梦。→ 阳热内扰，神魂不安。
- 急躁易怒。→ 肝木失涵，失其柔顺之性。
- 腰膝酸软。→ 肝肾阴虚，筋骨失养。
- 头重脚轻，步履不稳。→ 阳亢于上，阴亏于下，上实下虚。
- 舌红少津，脉弦有力或弦细数。→ 为阳亢阴亏之象。

辨证要点：头目胀痛、眩晕耳鸣、急躁易怒、头重脚轻、腰膝酸软等上盛下虚症状并见。

肝风内动证

肝阳亢逆无制引动肝风所表现的证候。患者常出现眩晕欲仆、抽搐、震颤等具有“动摇”特点的症状。

热极生风证 热邪亢盛引动肝风所表现的证候。

证候分析：

- 高热不退，皮肤按之灼手如焚。→ 热邪蒸腾，充斥肌肤。
- 神昏谵语。→ 热入心包，热闭神志。
- 手足抽搐，颈项强直，角弓反张，两目上视，牙关紧闭。→ 热灼肝经，津液受烁，引动肝风。
- 舌红或绛，脉象弦数。→ 为肝经热盛之象。

辨证要点：高热、神昏、抽搐与实热证症状并见。

肝阳化风证　阴虚阳亢，肝阳升发无制，引发肝风的证候。

证候分析：

- 眩晕欲倒或头部摇动不能自制。➡ 肝阳化风，肝风内旋，上扰头目。
- 头痛不止。➡ 气血随风阳上逆，壅滞络脉。
- 项强肢颤。➡ 风动筋挛。
- 语言謇涩，发音含糊不清。➡ 足厥阴肝脉络舌本，风阳窜扰络脉。
- 手足麻木。➡ 肝肾阴虚，筋脉失养。
- 步履不正，行走飘浮不稳。➡ 风动于上，阴亏于下，上盛下虚。
- 突然昏倒，不省人事。➡ 风阳暴升，气血逆乱，肝风夹痰上蒙清窍。
- 半身不遂，口眼歪斜。➡ 风痰窜扰脉络，患侧气血运行不利。
- 舌体僵硬，不能语言。➡ 痰阻舌络。
- 喉中痰鸣。➡ 痰随风升。
- 舌红苔腻，脉弦有力。➡ 肝风夹痰之象。

辨证要点：眩晕欲仆、肢体麻木、震颤或猝然昏倒、半身不遂等。

阴虚动风证　肝阴亏虚，筋脉失养，虚风内动所表现的证候。

证候分析：

- 手足震颤或蠕动，或肢体抽搐。➡ 肝阴不足，筋脉失养。
- 眩晕耳鸣。➡ 阴虚不能上滋。
- 五心烦热，潮热盗汗，颧红。➡ 阴虚不能制阳，虚热内蒸。
- 口干咽燥。➡ 阴液不能上承。
- 舌红少津，脉弦细数。➡ 为肝阴不足、虚热内炽之象。

辨证要点：手足震颤或蠕动与阴虚证症状并见。

血虚生风证 血虚筋脉失养引动肝风所表现的证候。

证候分析：

- 头晕，目眩，面白。→ 肝血不足，不能上荣头面。
- 手足震颤，关节拘急不利，肌肉动，爪甲不荣。→ 肝在体为筋，爪甲为筋之余，筋失血养。
- 肢体麻木，皮肤瘙痒。→ 肢体、皮肤失养。
- 舌淡苔白，脉细或弱。→ 为血虚之象。

辨证要点：手足颤动、肢体麻木与血虚证症状并见。

肝阳化风、热极生风、阴虚动风、血虚生风四证的鉴别

热极生风证：以高热神昏、手足抽搐、颈项强直、两目上视及实热证表现为辨证要点。

肝阳化风证：轻者眩晕欲仆，头摇肢颤，语言謇涩，步履不正；重者突然昏倒，口眼㖞斜，半身不遂。

阴虚动风证：以手足震颤或蠕动与阴虚证并见为辨证要点。

血虚生风证：以手足颤动、肢体麻木与血虚证并见为辨证要点。

寒凝肝脉证

寒邪凝滞肝脉所表现的证候。

证候分析：

- 恶寒肢冷。→ 阴寒内盛，阳气被遏。
- 少腹、前阴挛缩冷痛，巅顶痛。→ 寒邪入肝经，足厥阴肝经绕阴器，上巅顶。（疼痛遇寒加剧，得热则减）
- 恶寒肢冷。→ 阴寒内盛，阻遏阳气，机体失温。
- 脉沉弦或沉紧。→ 为寒盛之象。

辨证要点：少腹、前阴、巅顶冷痛与实寒证症状并见。

胆郁痰扰证

痰热内扰，胆气不宁所表现的证候。

证候分析：

- 惊悸失眠，胆怯易惊，烦躁不安。→ 胆失疏泄，气机郁滞，生痰化火，痰热内扰，胆气不宁。
- 口苦。→ 热蒸胆汁上溢。
- 泛恶呕吐。→ 胆热犯胃，胃气上逆。
- 胸闷胁胀。→ 胆失疏泄，气机不利。
- 头晕目眩，耳鸣。→ 胆脉络头目入耳，邪热循经上扰。
- 舌苔黄腻，脉象弦或滑。→ 为痰热内蕴之象。

辨证要点：惊悸失眠、胆怯易惊与痰热证症状并见。

◎ 肾与膀胱病辨证

肾的经脉与膀胱相互络属而互为表里。肾病以人体生长、发育和生殖功能障碍，以及水液代谢异常等为主要病理变化，膀胱病变以排尿异常为主要病理变化。

肾阳虚证

肾阳亏虚，机体温煦失职所表现的证候。

证候分析：

- 腰膝酸软冷痛，畏寒肢冷。➡ 腰为肾之府，肾主骨，肾阳虚衰，不能温养腰府及骨骼。
- 面色㿠白或黧黑。➡ 阳虚气血运行无力，不能上荣于面。
- 精神萎靡。➡ 阳虚不能鼓舞精神。
- 性欲减退，男子阳痿，女子宫寒不孕。➡ 肾阳虚弱，生殖功能减退。
- 滑精早泄，白带清稀量多，尿频清长，夜尿多。➡ 肾阳虚弱，固摄无权。
- 大便稀溏或五更泄泻。➡ 肾阳虚衰，火不生土，脾失健运。
- 舌淡苔白，脉沉细无力，尺部尤甚。➡ 为肾阳不足之象。

辨证要点：腰膝酸冷、性欲与生殖功能减退、夜尿多与虚寒证症状并见。

肾阴虚证

肾阴亏虚，失于滋养，虚火内扰所表现的证候。

证候分析：

- 腰膝酸软而痛，眩晕耳鸣。➡ 肾阴不足，脑、骨、耳窍失养。
- 失眠多梦。➡ 肾水亏虚，水火失济则心火偏亢，致心神不宁。
- 形体消瘦，潮热盗汗，五心烦热，咽干颧红。➡ 阴不制阳，虚火内生。
- 男子遗精早泄。➡ 肾阴不足，相火妄动。
- 女子经少或经闭。➡ 女子以血为用，阴亏则经血来源不足。
- 崩漏。➡ 阴虚火旺，迫血妄行。
- 舌红，少苔或无苔，脉细数。➡ 为阴虚内热之象。

辨证要点：腰酸耳鸣、男子遗精、女子月经失调与阴虚证症状并见。

肾精不足证

肾精亏损，以生长发育迟缓、生殖功能低下、早衰为表现的证候。

证候分析：

- 小儿发育迟缓，囟门早闭，身材矮小，骨骼痿软。→ 肾精不足，不能化气生血，充肌长骨。
- 智力低下，动作迟钝。→ 精少髓亏。
- 男子精少不育，女子经少或闭经不孕。→ 肾精亏虚，生殖功能低下。
- 成人早衰，发易脱，齿摇早脱。→ 肾之华在发，齿为骨之余，肾精不足，则发、齿失养。
- 耳鸣耳聋，健忘痴呆。→ 耳为肾窍，脑为髓海，精少髓亏，脑海失充。
- 足痿无力。→ 精亏则筋骨疲惫。
- 舌淡，脉细弱。→ 为精血亏虚之象。

辨证要点：小儿生长发育迟缓，成人生殖功能低下、性功能减退、早衰。

肾气不固证

肾气亏虚，封藏固摄功能失职所表现的证候。

证候分析：

- 腰膝酸软，耳鸣，听力减退。→ 肾气亏虚，骨髓、耳窍失养。
- 神疲乏力。→ 肾气虚，全身机能减退。
- 小便频数，余沥不尽，遗尿，夜尿多，小便失禁。→ 肾气亏虚，膀胱失于固摄。
- 男子滑精、早泄。→ 肾虚精关不固。
- 女子带下量多清稀。→ 肾虚带脉不固。
- 易滑胎。→ 任脉失养，胎元不固。
- 舌淡苔白，脉沉弱。→ 为肾气亏虚之象。

辨证要点：腰膝酸软、小便频数清长、滑精、滑胎、带下量多清稀与肾气虚症状并见。

肾虚水泛证

肾阳亏虚，气化无权，水液泛滥所表现的证候。

证候分析：

- 水肿，腹部胀满。→ 肾阳不足，气化失司，水滥肌肤或水停腹部。
- 腰膝酸软冷痛，畏寒肢冷。→ 肾阳虚，肢体失于温煦。
- 心悸气短，咳喘痰鸣。→ 水气上逆，凌心射肺。
- 小便短少。→ 肾阳不足，膀胱气化失职。
- 舌淡胖，苔白滑，脉沉迟无力。→ 为肾阳亏虚，水湿内停之象。

辨证要点：浮肿以腰以下为甚、小便不利与肾阳虚症状并见。

肾不纳气证

肾气亏虚，纳气无权所表现的证候。

证候分析：

- 呼多吸少，气不得续，动则喘甚。→ 肾虚摄纳无权，气不归元。
- 腰膝酸软乏力。→ 肾主骨，肾虚则骨骼失养。
- 神疲乏力。→ 气虚则机能减退。
- 声音低怯。→ 宗气不足。
- 自汗。→ 气虚，卫外不固。
- 舌淡苔白，脉沉弱。→ 为气虚之象。
- 喘息加剧，冷汗淋漓，肢冷面青。→ 肾气虚极，肾阳亦衰，阳气虚衰欲脱。
- 颧红心烦，口燥咽干。→ 肾气不足，久延伤阴，阴虚内热，虚热上炎。
- 舌红，脉细数。→ 阴虚内热之象。

辨证要点：久病咳喘、呼多吸少、动则益甚与肾气虚症状并见。

膀胱湿热证

湿热蕴结膀胱，膀胱气化不利所表现的证候。

证候分析：

- 小腹胀痛迫急。 ➡ 湿热内侵膀胱，气化不利。
- 尿频尿急、尿道灼痛、尿色黄赤或混浊。 ➡ 湿热下迫尿道。
- 小便短少。 ➡ 湿热内蕴，津液被灼。
- 尿血。 ➡ 邪热灼伤血络。
- 尿中可见砂石。 ➡ 湿热久郁，煎熬尿中杂质成砂石。
- 发热，腰痛。 ➡ 湿热郁蒸则发热，波及肾脏则腰痛。
- 舌红苔黄腻，脉滑数。 ➡ 为湿热内蕴之象。

辨证要点：尿频、尿急、尿道灼痛、尿短黄与湿热症状并见。

肾阳虚证与肾虚水泛证的鉴别

二者均为虚寒证，但前者偏重于脏腑功能衰退、性功能减弱，后者偏重于气化无权，以浮肿、尿少为主症。

◎ 脏腑兼病辨证

在进行脏腑辨证时，一定要从整体观念出发，不仅要考虑一脏一腑的病理变化，还需注意脏腑间的联系和影响。

在疾病发展过程中，同时出现两个以上脏器的病证，称为“脏腑兼病”。掌握脏腑病变的发生、发展、传变规律，有助于分析、判断病情的发展变化与趋势。脏腑兼病类型较多，以下为常见的几种。

心肾不交证

心肾水火既济失调所表现的证候。

证候分析：

- 心烦失眠，惊悸多梦。→ 肾水亏虚，心火失济，心火偏亢，心神被扰。
- 头晕耳鸣，健忘。→ 肾阴不足，脑髓失养。
- 腰膝酸软。→ 腰为肾府，失肾精滋养。
- 男子遗精，女子梦交。→ 虚热内扰，性功能亢奋。
- 五心烦热，口干咽燥，潮热盗汗，舌红、少苔或无苔，脉细数。→ 水亏火亢之象。
- 腰部、下肢酸困发冷。→ 心火亢于上，火不归元，肾水失于温煦而下凝。

辨证要点：心烦失眠、腰膝酸软、梦遗、耳鸣与虚热证或虚寒证症状并见。

心肾阳虚证

心肾阳气虚衰，阴寒内盛所表现的证候。

证候分析：

- 心悸怔忡。→ 心肾阳虚，心脉失养。
- 腰膝酸软，畏寒肢冷。→ 肾阳亏虚，形体失于温养。
- 神疲乏力。→ 阳气不振，推动无力。
- 小便不利，肢体水肿。→ 肾阳虚衰，水液内停，外溢肌肤。
- 唇、甲、舌青紫。→ 阳虚运血无力，血行瘀滞。
- 舌淡暗或青紫、苔白滑，脉沉微细。→ 心肾阳虚，阴寒内盛，血瘀水停之象。

辨证要点：心悸怔忡、腰膝酸冷、肢体水肿与虚寒证症状并见。

心肺气虚证

心肺两脏气虚，功能活动减退所表现的证候。

证候分析：

- 心悸，胸闷。→ 心气虚，不能养心。
- 咳喘。→ 肺气虚，肃降无权，气机上逆。
- 痰液清稀。→ 肺气虚，不能输布精微，水液停聚。
- 神疲乏力。→ 肺气虚，宗气不足。
- 声低懒言，自汗，活动后诸症加重。→ 气虚，机体供养不足，劳则耗气。
- 面色淡白，舌淡苔白，脉弱。→ 气虚之象。

辨证要点：心悸、胸闷、咳喘与气虚证症状并见。

心脾两虚证

脾气亏虚，心血不足所表现的证候。

证候分析：

- 心悸怔忡，失眠多梦。→ 心血不足，心失所养，心神不安。
- 食欲不振，腹胀便溏。→ 脾气虚弱，运化失职。
- 面色萎黄，神疲乏力。→ 气血亏虚，头面失养。
- 皮下出血，妇女月经量少色淡、淋漓不尽。→ 脾虚无力摄血，血溢脉外。
- 舌淡嫩，脉细弱。→ 为气血亏虚之象。

辨证要点：心悸怔忡、失眠多梦、食少便溏、慢性出血与气血两虚证症状并见。

心肝血虚证

心肝两脏血液亏虚所表现的证候。

证候分析：

- 心悸健忘，失眠多梦。→ 心血虚，心失所养则心悸健忘，心神不宁则失眠多梦。
- 头晕目眩，面白无华。→ 血虚不上荣。
- 两目干涩，视物模糊。→ 肝血不足，目失濡养。
- 爪甲不荣，肢体麻木，甚则震颤拘挛。→ 肝血虚，爪甲、筋脉失养。
- 月经量少色淡，甚则闭经。→ 心肝血虚，冲任失养，经血乏源。
- 舌淡苔白，脉细弱。→ 为血虚之象。

辨证要点：心悸、失眠、眩晕、爪甲不荣、肢体麻木与血虚证症状并见。

脾肺气虚证

脾肺两脏气虚，机能活动减退所表现的证候。

证候分析：

- 食欲不振，腹胀便溏。→ 脾气虚致运化失职。
- 久咳，气短而喘。→ 久咳不止，肺气受损。
- 咳痰清稀。→ 脾肺气虚则水津不布，聚湿成痰。
- 少气乏力，声低懒言。→ 气虚使机能活动减退。
- 面白无华。→ 肌肤失养。
- 面浮肢肿。→ 水湿泛滥。
- 舌淡苔白滑，脉细弱。→ 为脾肺气虚之象。

辨证要点：咳嗽气喘、痰液清稀、食少便溏与气虚证症状并见。

肺肾阴虚证

肺肾两脏阴液亏虚，虚火内扰所表现的证候。

证候分析：

- 咳嗽痰少，或痰中带血。→ 肺阴不足，清肃失职，阴虚内热灼伤肺络则见痰中带血。
- 口燥咽干。→ 津不上承。
- 声音嘶哑。→ 喉为肺系，肾脉循喉，肺肾阴虚则虚火熏灼会厌。
- 腰膝酸软。→ 腰为肾府，肾主骨，肾阴不足，失于滋养。
- 形体消瘦。→ 阴津不足，肌肉失养。
- 骨蒸潮热，午后热势明显，颧红。→ 阴虚内蒸，虚火上扰。
- 盗汗。→ 虚热扰营阴，迫津外泄。
- 男子遗精。→ 虚火扰动精室，精关不固。
- 女子月经不调。→ 阴亏血少，冲任空虚。
- 舌红少苔，脉细数。→ 属阴虚内热之象。

辨证要点：久咳少痰、腰膝酸软、遗精与虚热证症状并见。

肝火犯肺证

肝郁化火，上逆犯肺，肺失清肃所表现的证候。

证候分析：

- 胸胁灼痛，烦热口苦，急躁易怒。→ 肝经气火内郁，失于柔顺。
- 头胀头晕，面红目赤。→ 肝火上扰。
- 咳嗽阵作。→ 肝火循经犯肺，肺失肃降，气机上逆。
- 痰黄黏稠，甚则咯血。→ 肝火灼津为痰则黏稠；火灼肺络，迫血妄行则咯血。
- 舌红苔薄黄，脉弦数。→ 为肝火炽盛之象。

辨证要点：胸胁灼痛、急躁易怒、咳嗽、目赤、口苦与实热证症状并见。

肝胃不和证

肝气郁结，横逆犯胃，胃失和降所表现的证候。

证候分析：

- 胃脘、胁肋胀痛或窜痛。 ➡ 肝胃不和，气机不畅。
- 嗳气呃逆。 ➡ 胃失和降，气机上逆。
- 食少纳减。 ➡ 胃纳失健。
- 吞酸嘈杂。 ➡ 肝胃气火内郁。
- 情志抑郁，善太息，急躁易怒。 ➡ 肝失疏泄。
- 舌淡红，苔薄白或薄黄，脉弦。 ➡ 苔薄黄为气郁化火之象，苔薄白为肝郁气滞之象。

辨证要点：胁肋胀痛、嗳气、吞酸、情志抑郁与气滞证症状并见。

肝郁脾虚证

肝失疏泄、脾失健运所表现的证候。

证候分析：

- 胸胁胀满窜痛。 ➡ 肝失疏泄，经气郁滞。
- 情志抑郁、善太息。 ➡ 肝气不舒。
- 急躁易怒。 ➡ 肝失柔顺之性。
- 腹胀纳呆。 ➡ 肝气横逆犯脾，脾失健运。
- 腹痛，泻后痛减。 ➡ 脘腹气滞，泻后气机条畅。
- 便溏不爽，肠鸣矢气。 ➡ 气滞湿阻。
- 舌苔白，脉弦或弦缓。 ➡ 为肝失疏泄、脾失健运之象。

辨证要点：胸胁胀满窜痛、腹胀、便溏与情志抑郁症状并见。

肝肾阴虚证

肝肾两脏阴液亏虚，虚热内扰所表现的证候。

证候分析：

- 头晕目眩，耳鸣健忘。→ 肾阴亏虚，水不涵木，肝阳上亢。
- 腰膝酸软。→ 筋脉失于滋养。
- 胁痛。→ 阴虚肝经失养。
- 失眠多梦。→ 阴虚则热，虚热内扰，心神不安。
- 两目干涩，口燥咽干。→ 津不上润。
- 五心烦热，颧红。→ 虚热内炽则五心烦热，虚火上扰则颧红。
- 盗汗。→ 内迫营阴，迫津外泄。
- 男子遗精。→ 虚火扰动精室。
- 女子经少。→ 肝肾阴亏，冲任失充。
- 舌红少苔，脉细数。→ 为阴虚内热之象。

辨证要点：眩晕、耳鸣、腰膝酸软、胁痛、两目干涩与虚热证症状并见。

脾肾阳虚证

脾肾两脏阳气亏虚所表现的证候。

证候分析：

- 形寒肢冷。→ 肾阳虚不能温养形体。
- 腰膝或下腹冷痛。→ 脾肾阳气亏虚生内寒，经脉凝滞，不通则痛。
- 黎明前泄泻，完谷不化。→ 黎明前阳气未振，命门火衰，阴寒偏盛。
- 面色㿠白。→ 阳虚水气上泛。
- 小便不利，全身浮肿。→ 脾肾阳虚，不能温化水液，泛溢肌肤。
- 舌淡胖，苔白滑，脉沉迟无力。→ 为阳虚水寒内盛之象。

辨证要点：腰膝、下腹冷痛，久泻久利，五更泄泻与虚寒证症状并见。

肝胆湿热证

湿热内蕴肝胆，肝胆疏泄失常所表现的证候。

证候分析：

- 胁肋胀痛。 ➡ 肝主疏泄，调节胆汁分泌，湿热内蕴，肝胆疏泄失职。
- 纳呆腹胀，厌油，泛恶欲呕。 ➡ 湿热阻滞，脾胃纳运失司。
- 大便异常。 ➡ 湿浊下注偏盛则稀溏，湿阻气滞则排便不爽，热偏盛则大便干结。
- 身目发黄。 ➡ 湿热郁蒸，胆汁不循常道，泛溢肌肤。
- 口苦。 ➡ 胆气上溢。
- 寒热往来。 ➡ 湿热内蕴肝胆，少阳枢机不利，正邪相争。
- 阴部潮湿、瘙痒，或男子睾丸肿胀热痛，或妇女带下黄臭。 ➡ 湿热循肝经下注。
- 舌红，苔腻，脉弦滑数。 ➡ 为湿热常见之象。

辨证要点：肝胆湿热，则胁肋胀痛、身目发黄等与湿热证症状共见。

肝经湿热，则阴部瘙痒、带下黄臭等与湿热证症状共见。

第六讲

常见病证辨证与治疗

感冒

感冒是以鼻塞、流涕、打喷嚏、头痛、恶寒、发热、全身不适为主要症状的疾病。基本病机为邪犯肺卫，卫表不和。

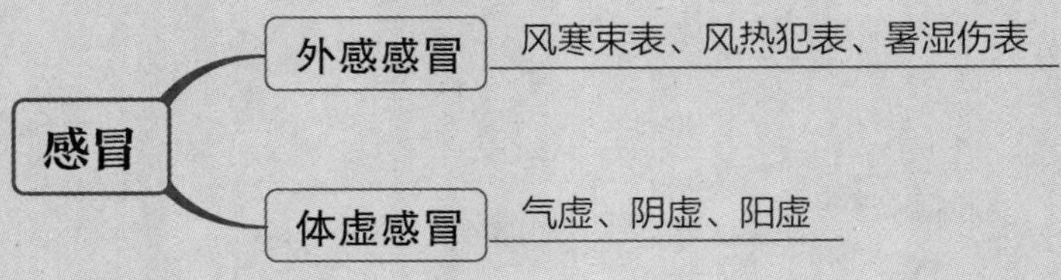

◎ 怕冷无汗是风寒感冒

症状表现：恶寒重，发热轻，无汗，头痛，肢节酸痛，鼻塞声重或鼻痒打喷嚏，时流清涕，咽痒，咳嗽，痰白稀薄，舌苔薄白而润，脉浮或浮紧。

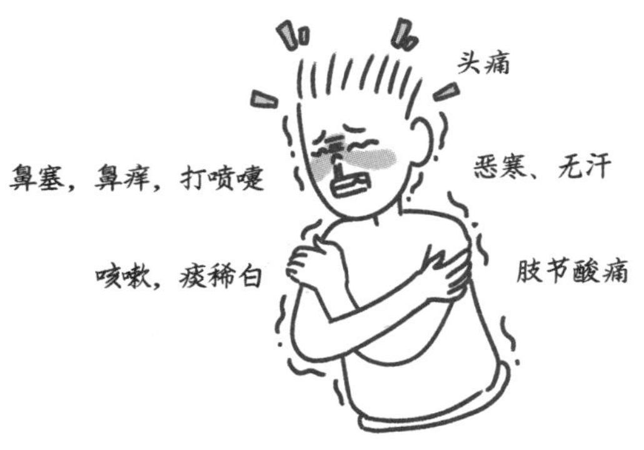

病因病机：风寒外束，腠理内闭，肺气不宣。

治则：辛温解表，宣肺散寒。

代表方药：通宣理肺丸、风寒感冒颗粒、荆防颗粒。

◎ 发热头胀流黄涕是风热感冒

症状表现：发热明显，微恶风，汗出不畅，头胀痛，面赤，咳痰黏或黄，咽干甚则咽痛，鼻塞流黄浊涕，口干欲饮，舌苔薄白微黄，脉浮数。

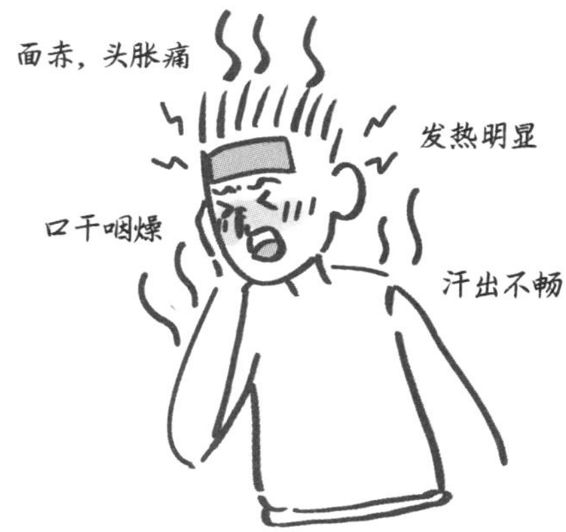

病因病机：风热犯表，热郁肌腠，卫表失和，肺失清肃。

治则：辛凉解表，疏风清热。

代表方药：双黄连口服液、银翘解毒丸（颗粒、片）、桑菊感冒冲剂（颗粒）。

◎ 头重恶心是暑湿感冒

症状表现：身热，微恶风，汗出不畅，肢体困重或酸痛，头重如裹，胸闷脘痞无食欲，鼻塞流浊涕，心烦口渴，小便短赤，舌苔白腻或黄腻，脉濡数。

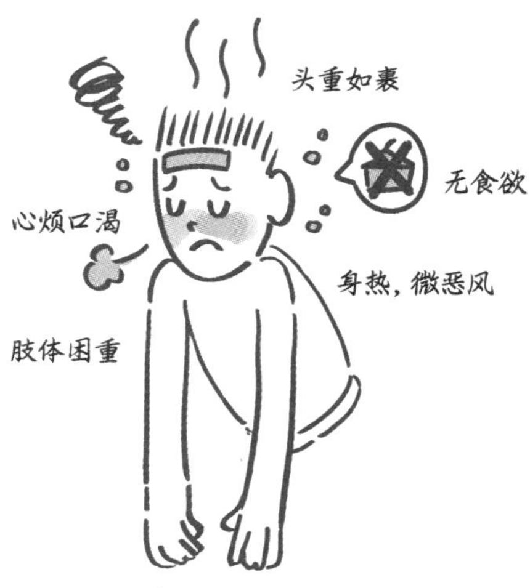

病因病机：暑湿伤表，表卫不和，肺气不清。

治则：清暑祛湿解表。

代表方药：六合定中丸、藿香正气水（胶囊、颗粒）。

咳嗽

咳嗽是以发出咳声或伴咳痰为主要症状的疾病。基本病机为邪犯于肺，肺失宣肃，肺气上逆。

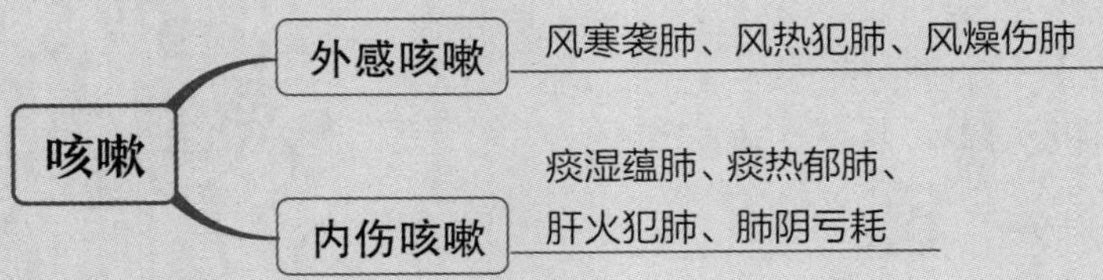

◎ 咳痰稀白是风寒袭肺

症状表现：咳声重浊，气急，咽痒，痰稀白，鼻塞流清涕，头痛，肢体酸楚，恶寒发热，无汗，舌苔薄白，脉浮或浮紧。

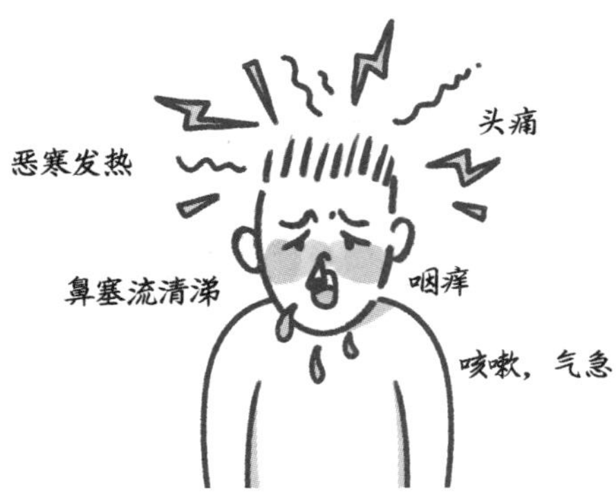

病因病机：风寒袭肺，肺气失宣。

治则：疏风散寒，宣肺止咳。

代表方药：桂龙咳喘宁胶囊、三拗片。

◎ 干咳口鼻干燥是风燥伤肺

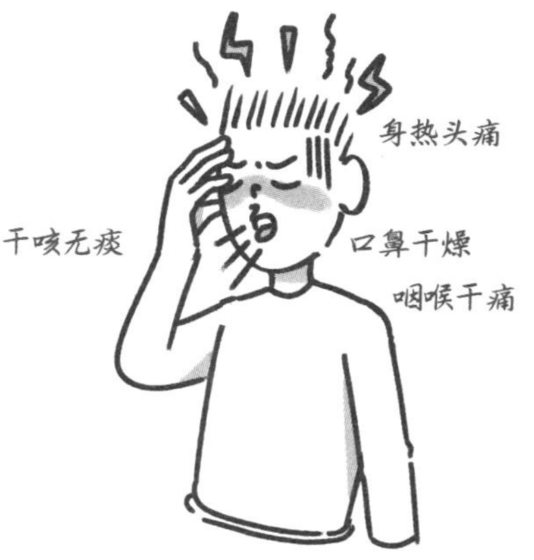

症状表现： 干咳无痰，或痰少而黏，不易咳出，咽喉干痛，口鼻干燥，伴少许恶寒、身热头痛，舌尖红，苔薄白或薄黄而干，脉浮。

病因病机： 风燥伤肺，肺失清润。

治则： 疏风清肺，润燥止咳。

代表方药： 二母宁嗽丸。

◎ 气粗咳黄痰是风热犯肺

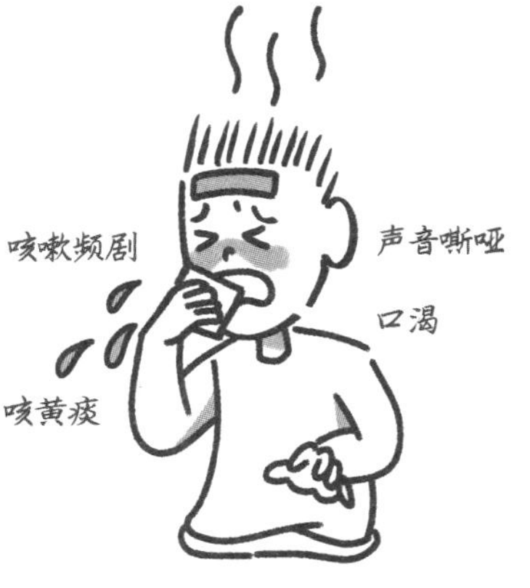

症状表现： 咳嗽频剧，气粗或咳声嘶哑，咳黄痰不爽，流黄涕，口渴，头痛，身热，苔薄黄，脉浮数或滑。

病因病机： 风热犯肺，肺失清肃。

治则： 疏风清热，宣肺止咳。

代表方药： 桑菊感冒片。

◎ 痰黏成块是痰湿蕴肺

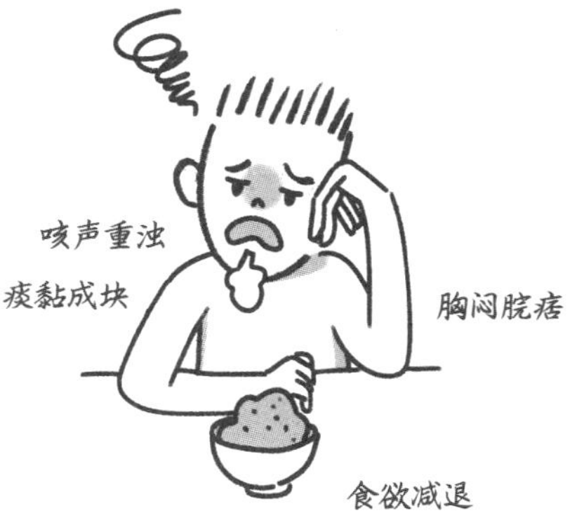

症状表现： 咳声重浊，痰黏腻成块，食后更甚，咳出而平，胸闷脘痞，食欲减退，大便时溏，舌苔白腻，脉濡滑。

病因病机： 脾湿生痰，壅遏肺气。

治则： 燥湿化痰，理气止咳。

代表方药： 二陈丸。

◎ 气喘息促是痰热郁肺

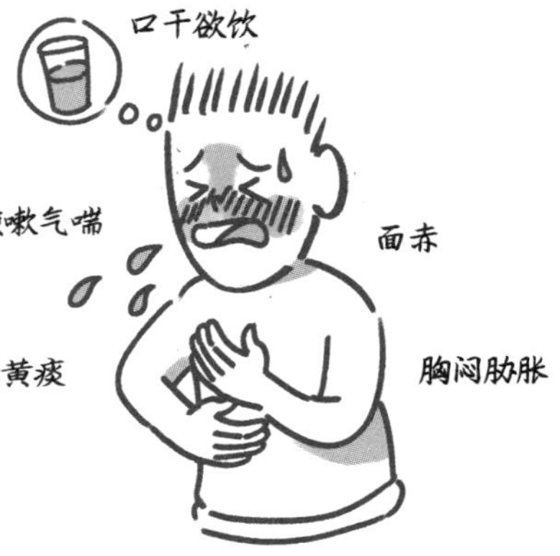

症状表现：咳嗽气喘，喉中可闻及痰鸣声，痰黄稠或黏厚，胸闷胁胀，咳时引痛，伴有面赤，或有身热，口干欲饮，舌红，苔薄黄腻，脉滑数。

病因病机：痰热壅肺，肺失肃降。

治则：清热化痰，肃肺止咳。

代表方药：清气化痰丸、肺力咳合剂。

◎ 咽干口苦是肝火犯肺

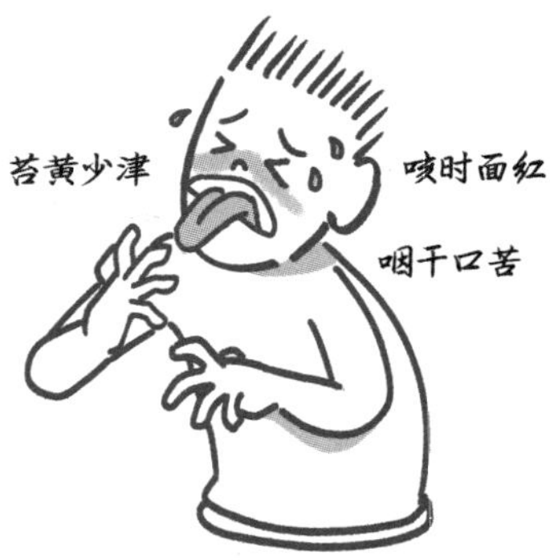

症状表现：咳逆阵作，咳时面红，常感痰滞咽喉，咳之难出，量少质黏，咽干口苦。症状可随情绪波动而增减。舌红，苔薄黄少津，脉弦数。

病因病机：肝郁化火，上逆侮肺。

治则：清肺泻肝，化痰止咳。

代表方药：龙胆泻肝丸。

◎ 干咳短促潮热是肺阴亏耗

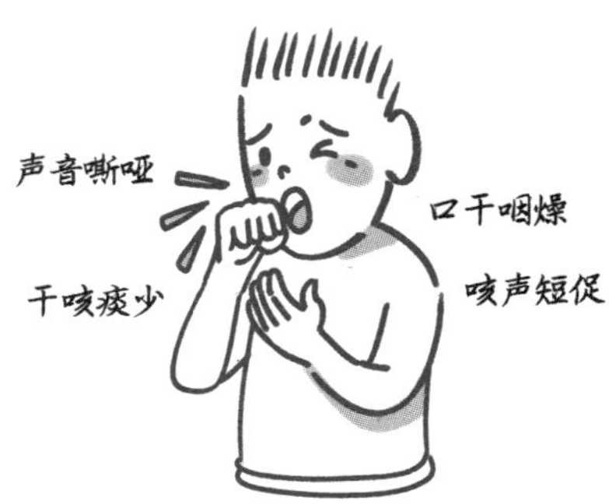

症状表现：干咳，咳声短促，痰少黏白或带有血丝，声音嘶哑，口干咽燥，午后潮热，颧红盗汗，舌红少苔，脉细数。

病因病机：肺阴亏虚，虚热内灼，肺失润降。

治则：养阴清热，润肺止咳。

代表方药：百合固金丸、养阴清肺丸。

头痛

头痛是以自觉头痛为主要症状的疾病，既可单独出现，也可伴见于多种疾病的过程中，分为外感、内伤两类。外伤以风邪为主，内伤多与肝、脾、肾三脏功能失常而脑失所养有关。

- 头痛
  - 外感头痛：风寒头痛、风热头痛、风湿头痛
  - 内伤头痛：肝阳头痛、血虚头痛、气虚头痛、痰浊头痛、肾虚头痛、瘀血头痛

◎ 拘紧畏寒是风寒头痛

症状表现：头痛连及项背，有拘紧感，恶风畏寒，遇风加剧，头痛喜裹，口不渴，舌淡红，苔薄白，脉浮或浮紧。

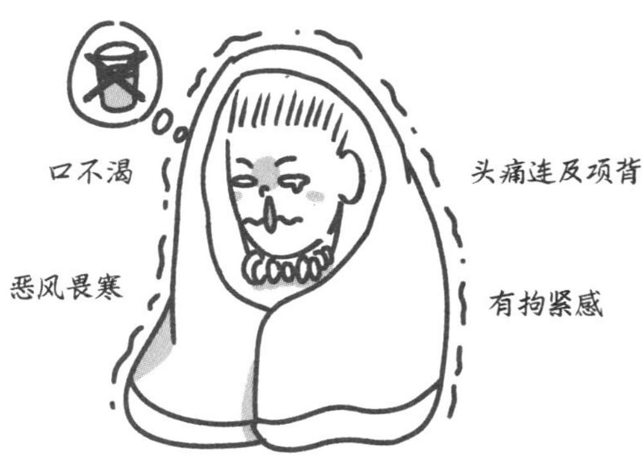

病因病机：风寒外袭，上犯头部，凝滞经脉。

治则：疏风散寒止痛。

代表方药：川芎茶调颗粒。

◎ 头胀痛面红目赤是风热头痛

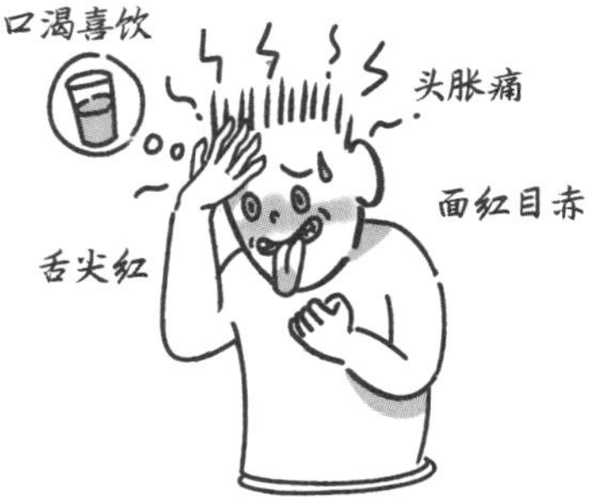

症状表现：头胀痛，面红目赤，口渴喜饮，尿赤，舌尖红，苔薄黄，脉浮数。

病因病机：风热外袭，上扰清窍，窍络失和。

治则：疏风清热和络。

代表方药：芎菊上清丸。

◎ 头痛如裹肢体困重是风湿头痛

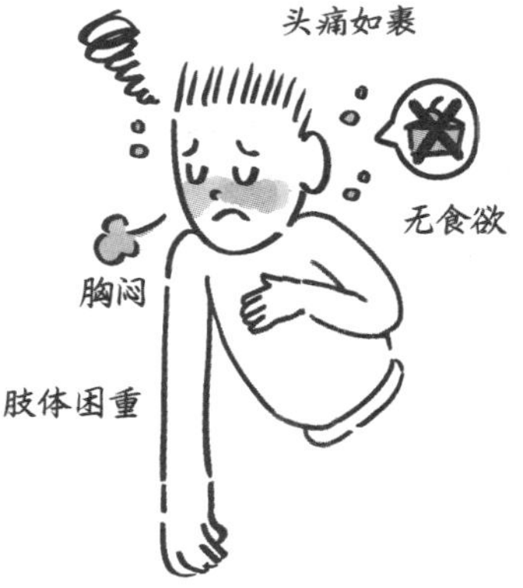

症状表现：头痛如裹，肢体困重，胸闷，无食欲，便溏，舌淡苔白腻，脉濡。

病因病机：风湿之邪上蒙头窍，困遏清阳。

治则：祛风胜湿通窍。

代表方药：九味羌活颗粒。

◎ 胀痛眩晕易怒是肝阳头痛

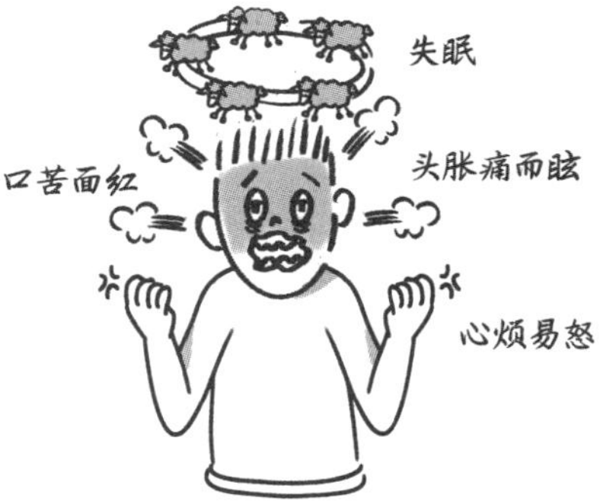

症状表现：头胀痛而眩，失眠，心烦易怒，口苦面红，或兼胁痛，舌红苔薄黄，脉弦数。

病因病机：肝气郁结化火，阳亢风动。

治则：平肝潜阳息风。

代表方药：全天麻胶囊、正天丸。

◎ 头痛心悸是血虚头痛

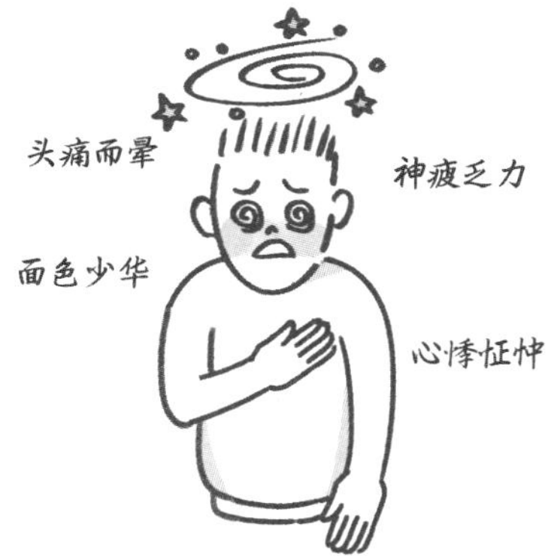

症状表现： 头痛而晕，心悸怔忡，神疲乏力，面色少华，舌淡苔薄白，脉细弱。

病因病机： 营血不足，窍络失养。

治则： 养血滋阴，和络止痛。

代表方药： 养血清脑颗粒、归脾丸。

◎ 倦怠乏力是气虚头痛

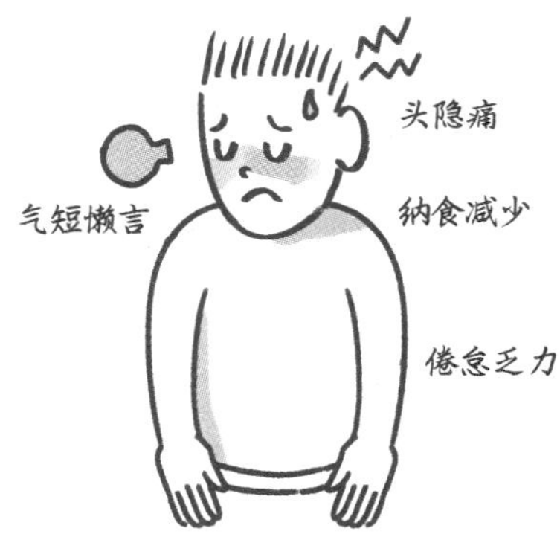

症状表现： 头隐痛，时发时止，遇劳加重，纳食减少，倦怠乏力，气短懒言，舌淡苔薄白，脉细弱。

病因病机： 中气不足，清阳不升，脑失所养。

治则： 健脾益气升清。

代表方药： 补中益气丸、四君子丸。

◎ 胸闷恶心是痰浊头痛

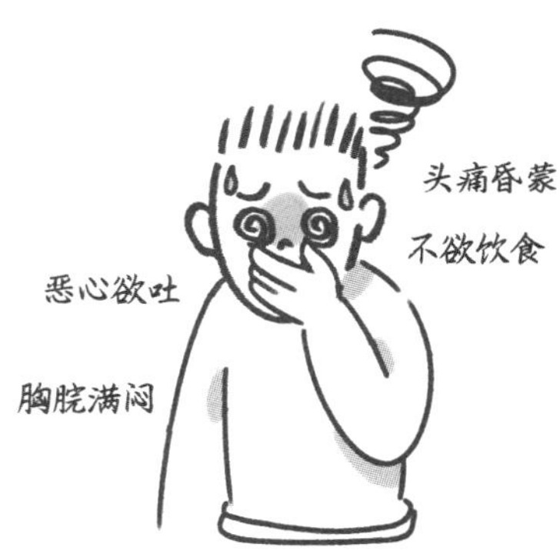

症状表现： 头痛昏蒙，胸脘满闷，不欲饮食，恶心呕吐，舌淡苔白腻，脉滑或弦。

病因病机： 痰湿中阻，上蒙清窍。

治则： 健脾燥湿，化痰降逆。

代表方药： 二陈丸。

◎ 头痛耳鸣是肾虚头痛

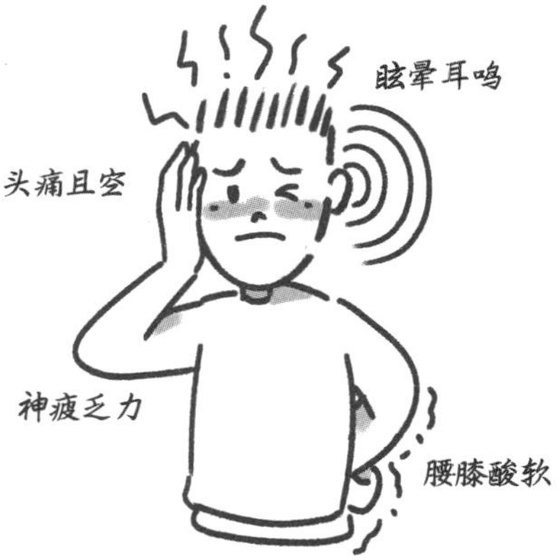

症状表现：头痛且空，眩晕耳鸣，腰膝酸软，神疲乏力，滑精带下，舌红少苔，脉细无力。

病因病机：肾精亏虚，髓海不足，脑窍失荣。

治则：养阴补肾，填精生髓。

代表方药：大补元煎丸、天麻首乌片。

◎ 痛如锥刺是瘀血头痛

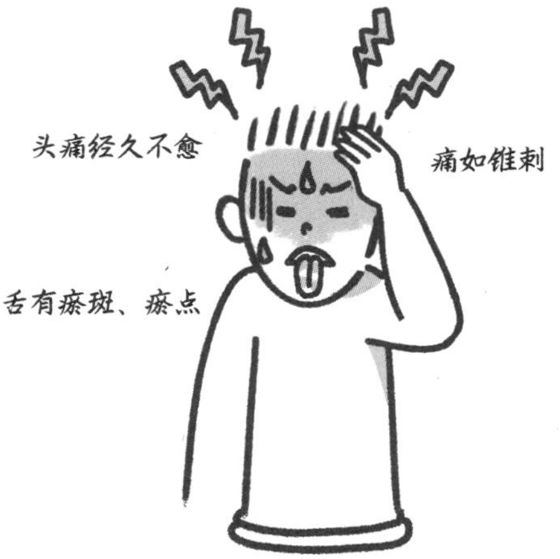

症状表现：头痛经久不愈，痛处固定不移，痛如锥刺，或有头部外伤史，舌质紫暗，可见瘀斑、瘀点，苔薄白，脉细或细涩。

病因病机：瘀血阻窍，络脉滞涩，不通则痛。

治则：活血化瘀，通窍止痛。

代表方药：血府逐瘀颗粒。

“真头痛”要小心

“真头痛”属头痛重症，其特点为起病急骤，多表现为突发的剧烈头痛，持续不解，阵发加重，手足逆冷至肘膝，甚至呕吐如喷，肢厥、抽搐。本病凶险，应与一般头痛进行区别。

失眠

失眠是以经常不能获得正常睡眠为主要症状的疾病，主要表现为睡眠时间、深度不足。基本病机为阳盛阴衰，阴阳失交。

失眠：肝火扰心、痰热扰心、心脾两虚、心胆气虚、心肾不交

◎ 头晕急躁是肝火扰心

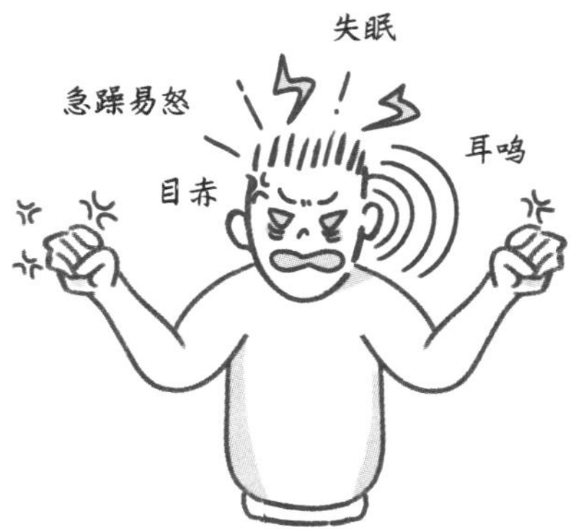

症状表现：失眠多梦，急躁易怒，头晕头胀，目赤耳鸣，口干苦，便秘，舌红苔黄，脉弦数。

病因病机：肝郁化火，上扰心神。

治则：疏肝泄火，镇心安神。

代表方药：龙胆泻肝丸。

◎ 心烦嗳气是痰热扰心

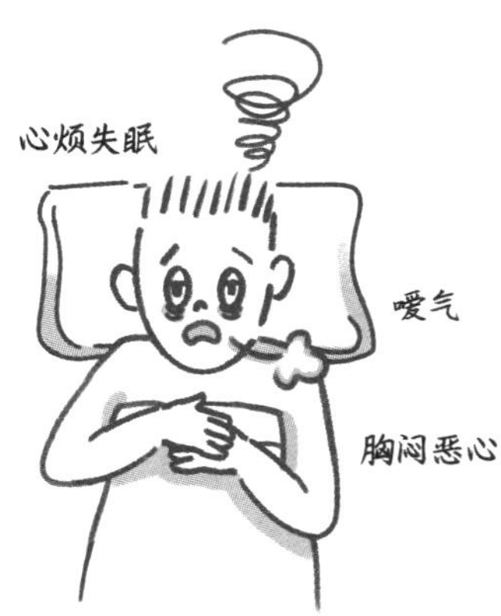

症状表现：心烦失眠，胸闷脘痞，恶心，嗳气，头重目眩，口苦，舌偏红苔黄腻，脉滑数。

病因病机：郁痰生热，扰动心神。

治则：清热化痰，和中安神。

代表方药：礞石滚痰丸。

◎ 多梦易醒健忘是心脾两虚

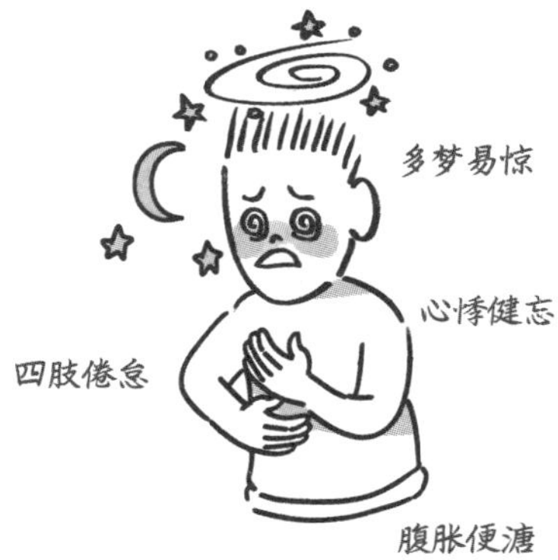

症状表现：多梦易醒，心悸健忘，神疲食少，头晕目眩，四肢倦怠，腹胀便溏，舌淡苔薄，脉细无力。

病因病机：脾虚血亏，心神失养。

治则：补益心脾，养血安神。

代表方药： 归脾丸、柏子养心丸。

◎ 噩梦易惊是心胆气虚

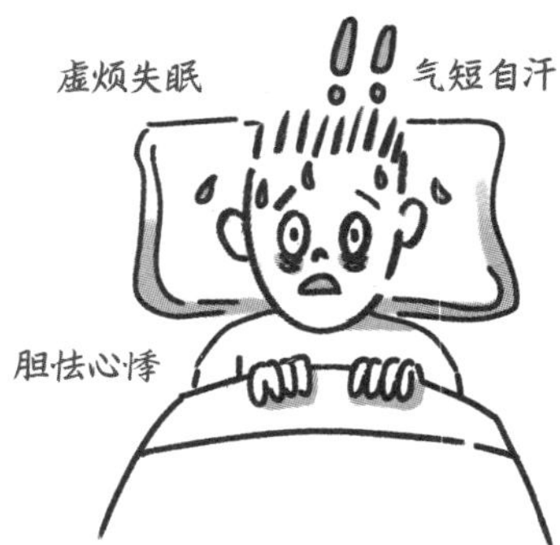

症状表现：虚烦失眠，多梦易醒，胆怯心悸，触事易惊，气短自汗，倦怠乏力，舌淡，脉弦细。

病因病机：心胆虚怯，心神失养，神魄不安。

治则：益气镇惊，安神定志。

代表方药：安神补心丸。

◎ 耳鸣腰酸是心肾不交

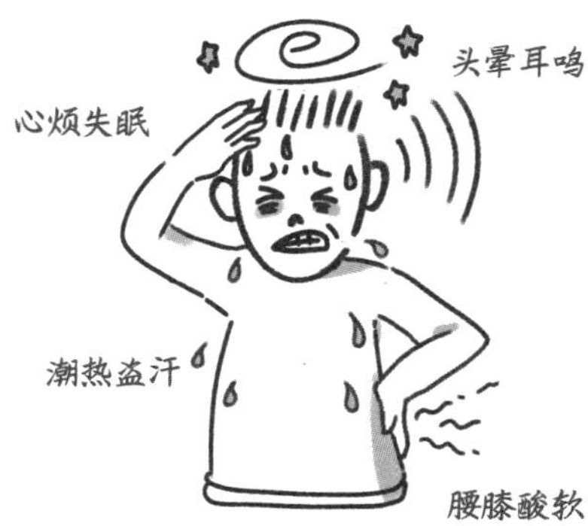

症状表现：心烦失眠，头晕耳鸣，腰膝酸软，潮热盗汗，舌红少苔，脉细数。

病因病机：肾水亏虚，不能上济于心，心火炽盛，不能下交于肾。

治则：滋阴降火，交通心肾。

代表方药：六味地黄丸、天王补心丹；柏子养心丸（偏肾阴亏虚）；交泰丸、朱砂安神丸（偏心火旺）。

胃痛

胃痛是以胃脘部近心窝处疼痛为主要症状的疾病。基本病机为胃气郁滞，失于和降，不通则痛。

胃痛：寒邪客胃、饮食伤胃、肝气犯胃、肝胃郁热、湿热中阻、淤血停滞、脾胃虚寒、胃阴不足

◎ 拘急冷痛是寒邪客胃

症状表现： 胃痛暴作，拘急冷痛，恶寒喜暖，得温痛减，遇寒加重，口不渴，喜热饮，舌苔薄白，脉弦紧。

病因病机： 寒邪客胃，气机郁滞。

治则： 温胃散寒，理气止痛。

代表方药： 良附丸、附子理中丸。

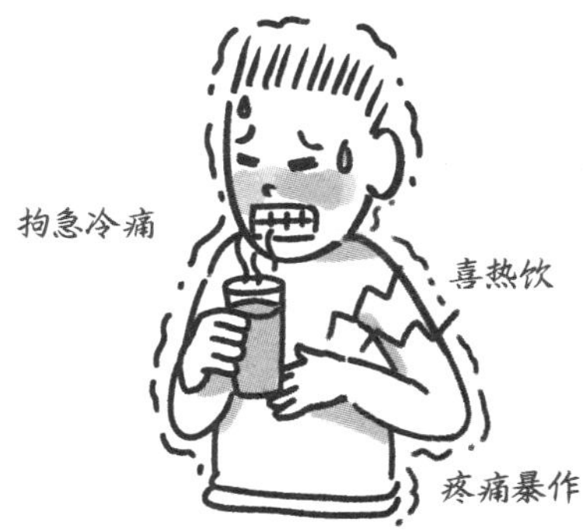

◎ 胀满拒按是饮食伤胃

症状表现： 胃脘疼痛、胀满拒按，嗳腐吞酸，或呕吐未消化的食物，吐后痛减，不思饮食，大便不爽，矢气后稍舒，有暴饮暴食史，舌苔厚腻，脉滑。

病因病机： 饮食停滞，壅阻胃气。

治则： 消食导滞，和中止痛。

代表方药： 保和丸、枳实导滞丸。

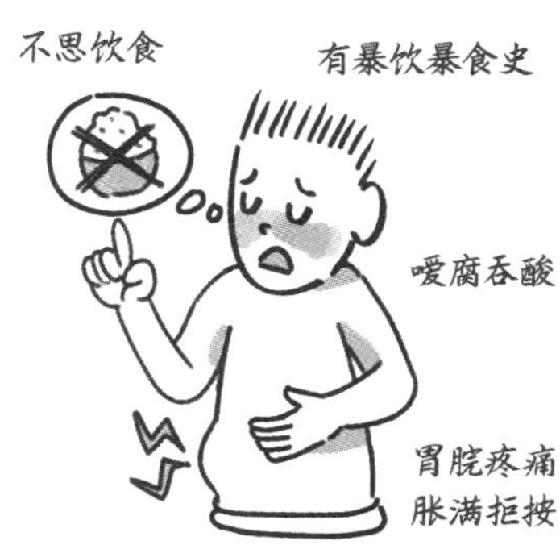

◎ 胀窜胸闷是肝气犯胃

症状表现：胃脘胀痛走窜，牵引背胁，遇烦恼郁怒则疼痛发作或痛甚，嗳气、矢气则痛舒，胸闷，喜叹息，大便不畅，舌苔薄白，脉弦。

病因病机：肝气郁滞，横逆犯胃。

治则：疏肝理气，和胃止痛。

代表方药：柴胡舒肝丸、逍遥丸。

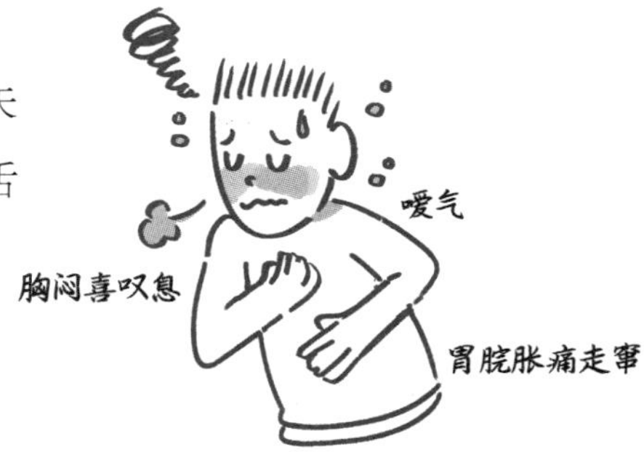

◎ 灼痛烦躁是肝胃郁热

症状表现：胃脘灼痛，痛势急迫，喜冷恶热，得凉则舒，烦躁易怒，胁胀不舒，泛酸嘈杂，口干口苦，舌质红，苔黄，脉弦或数。

病因病机：肝郁化火，郁热伤胃。

治则：疏肝泻热，和胃止痛。

代表方药：左金丸。

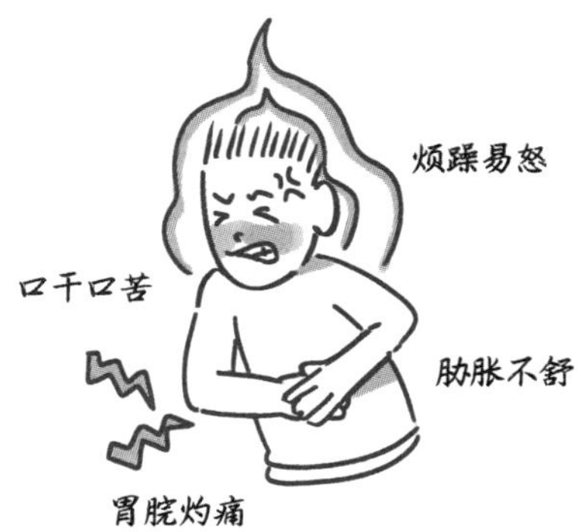

◎ 灼热纳呆恶心是湿热中阻

症状表现：胃脘灼热疼痛，吐酸嘈杂，口干口苦，口甜黏浊，食甜食则冒酸水，纳呆恶心，口渴而不欲饮，身重肢倦，小便黄，大便不畅，舌质红苔黄腻，脉滑数。

病因病机：湿热蕴结，胃气壅滞。

治则：清热化湿，理气和胃。

代表方药：藿香清胃胶囊。

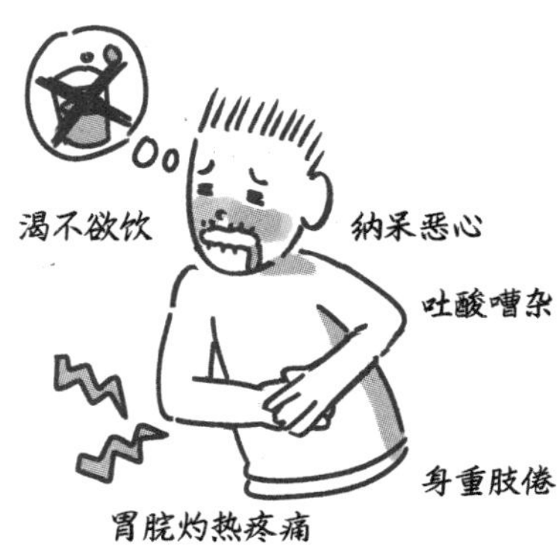

◎ 刺痛拒按是瘀血停滞

症状表现：胃脘刺痛，痛有定处，按之痛甚，食后加剧，入夜尤甚，甚或黑便或呕血，舌质紫暗或有瘀斑，脉涩。

病因病机：瘀停胃络，脉络壅滞。

治则：化瘀通络，理气和胃。

代表方药：荜铃胃痛颗粒。

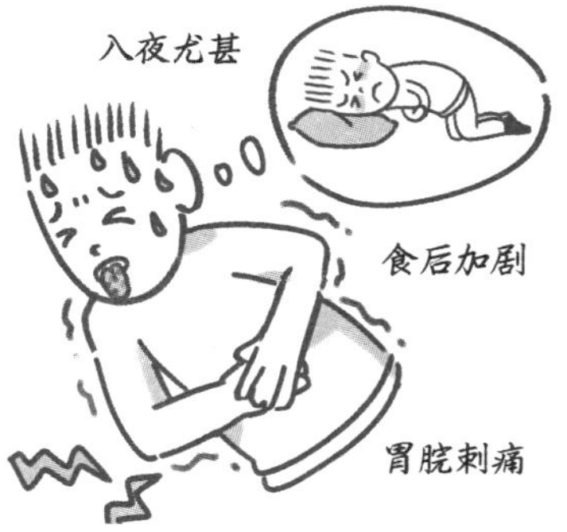

◎ 隐痛、得食则缓是脾胃虚寒

症状表现：胃脘隐痛不休，冷痛不适，空腹更甚，得食则缓，喜温喜按，劳累或食冷或受凉后加剧，泛吐清水，大便溏，神疲乏力，四肢不温，舌质淡苔白，脉虚缓无力。

病因病机：中焦虚寒，胃失温养。

治则：温中健脾，和胃止痛。

代表方药：小建中颗粒、黄芪建中丸。

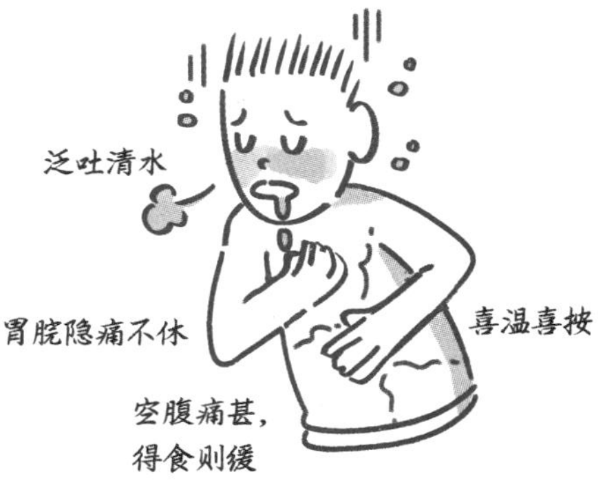

◎ 口干、饥不欲食是胃阴不足

症状表现：胃脘隐隐灼痛，有时嘈杂似饥或饥不欲食，口干咽燥，口渴思饮，消瘦乏力，大便干结，舌质红少津或光剥无苔，脉弦细无力。

病因病机：胃阴不足，润降失司。

治则：养阴益胃，和中止痛。

代表方药：胃安胶囊、胃康灵颗粒。

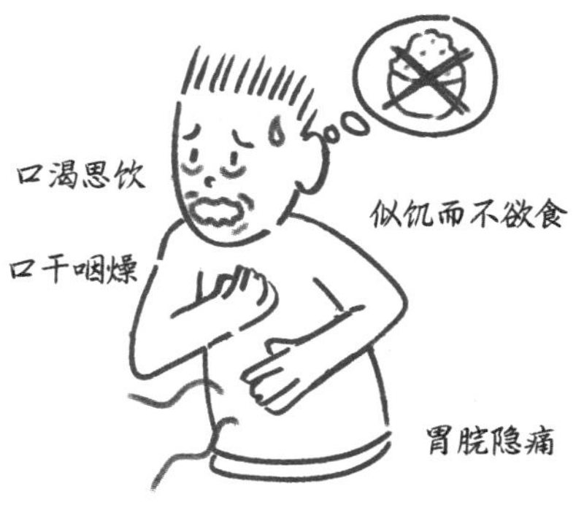

呕吐

呕吐是以胃内容物由口中吐出为主症的疾病。有声无物的“干呕”，也属于呕吐范畴。基本病机为胃失和降，胃气上逆。

呕吐：外邪犯胃、饮食停滞、痰饮内阻、肝气犯胃、脾胃虚寒、胃阴不足

◎ 伴恶寒发热是外邪犯胃

症状表现：突然呕吐，频频泛恶，胸脘满闷，或心中懊侬，伴恶寒发热、头身疼痛，舌苔白腻，脉濡。

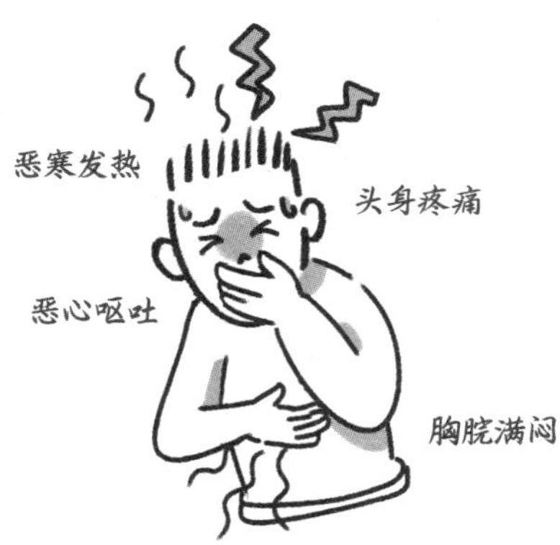

病因病机：外邪犯胃，中焦气滞，浊气上逆。

治则：疏邪解表，化浊和中。

代表方药：藿香正气水（口服液、胶囊）。

◎ 呕吐酸腐是饮食停滞

症状表现：呕吐酸腐量多，或吐出未消化的食物，嗳气厌食，脘腹胀满，大便秽臭、秘结或溏泻，舌苔厚腻，脉滑实。

病因病机：积食内停，中焦壅滞，胃气上逆。

治则：消食化滞，和胃降逆。

代表方药：保和丸。

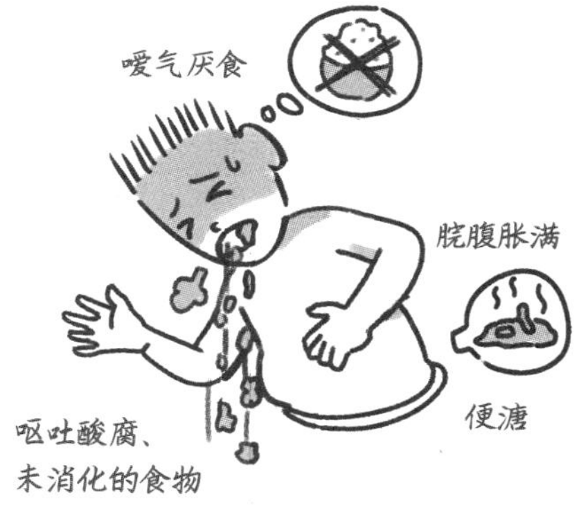

◎ 呕吐清水是痰饮内阻

症状表现：呕吐清水痰涎，或胃部如囊裹水，脘痞满闷，纳谷不佳，头眩，心悸，或逐渐消瘦，舌苔白滑或腻，脉沉弦滑。

病因病机：中阳不振，痰饮内停，胃气上逆。

治则：温化痰饮，和胃降逆。

代表方药：香砂六君丸。

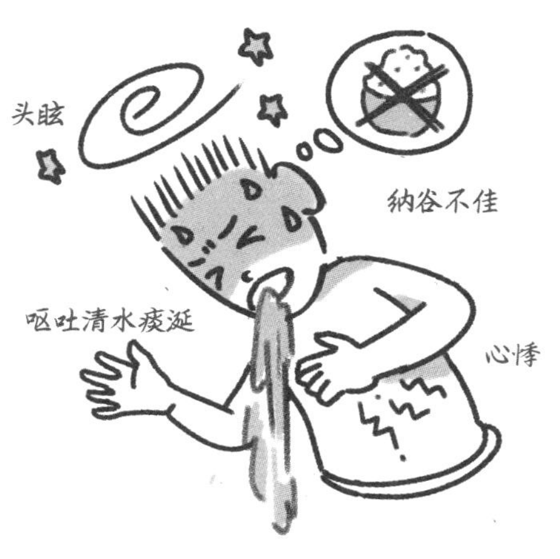

◎ 干呕嗳气是肝气犯胃

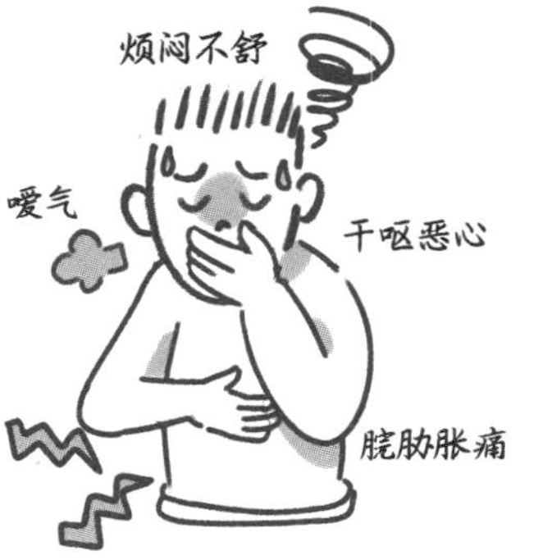

症状表现：呕吐吞酸，或干呕泛恶，脘胁胀痛，烦闷不舒，嗳气频频，每遇情志失调而发作或加重，舌边红，苔薄腻或微黄，脉弦。

病因病机：肝失疏泄，横逆犯胃，胃失和降。

治则：疏肝和胃，降逆止呕。

代表方药：左金丸、柴胡舒肝丸、舒肝和胃丸。

◎ 伴四肢不温是脾胃虚寒

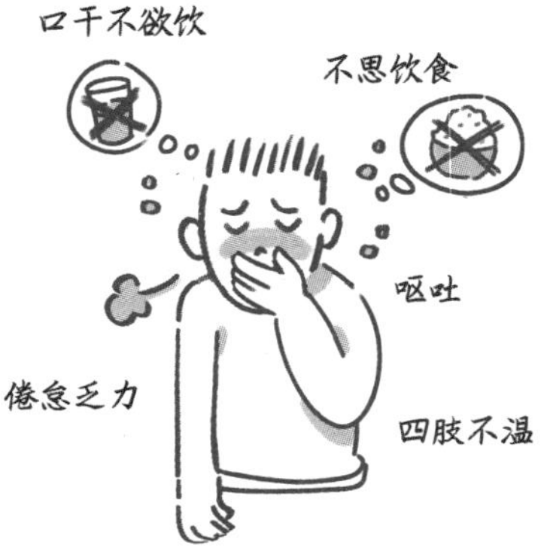

症状表现：饮食不慎即易呕吐，时发时止，食入难化，不思饮食，面色㿠白，倦怠乏力，口干不欲饮，便溏，舌质淡，脉濡弱。

病因病机：脾胃虚寒，运化失职。

治则：温中健脾，和胃降逆。

代表方药：理中丸、香砂养胃丸。

◎ 呕吐反复发作是胃阴不足

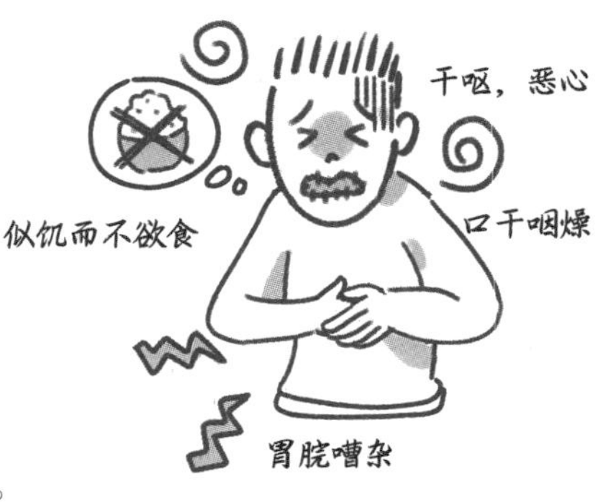

症状表现：呕吐反复发作，或时作干呕，恶心，似饥而不欲食，胃脘嘈杂，口干咽燥，舌红少津，苔少，脉细数。

病因病机：胃阴不足，和降失司。

治则：滋养胃阴，降逆止呕。

代表方药：参梅养胃颗粒、养胃舒颗粒。

腹痛

腹痛是以胃脘以下、耻骨毛际以上部位疼痛为主症的疾病。基本病机为脏腑气机阻滞，气血运行不畅，或脏腑经络失养。

腹痛：寒邪内阻、湿热壅滞、饮食积滞、中虚脏寒、肝郁气滞、瘀血内停

◎ 得温痛减是寒邪内阻

症状表现： 腹痛拘急，痛势急暴，遇寒痛甚，得温痛减，口淡不渴，形寒肢冷，小便清长，大便清稀或秘结，舌质淡，苔白腻，脉沉紧。

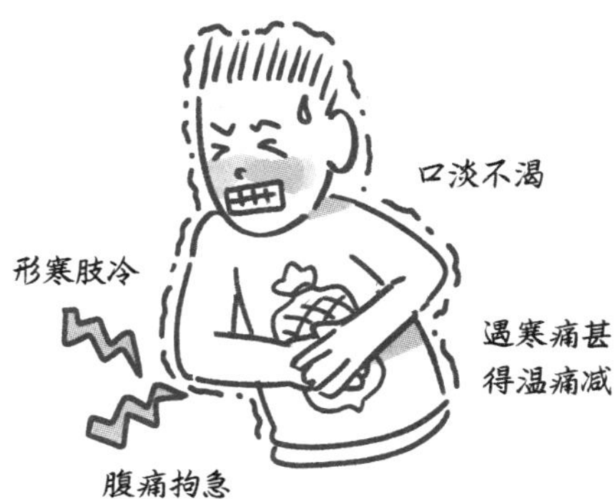

病因病机： 寒邪凝滞，中阳被遏，脉络痹阻。

治则： 温中散寒，理气止痛。

代表方药： 良附丸。

◎ 烦渴潮热是湿热壅滞

症状表现：腹部胀痛拒按，得热痛增，遇冷则减，胸闷不舒，烦渴喜冷饮，大便秘结或溏滞不爽，身热自汗，小便短黄，舌质红，苔黄燥或黄腻，脉滑数。

病因病机：湿热内结，气机壅滞，腑气不通。

治则：泻热通腑，行气导滞。

代表方药：大黄通便颗粒、枳术丸。

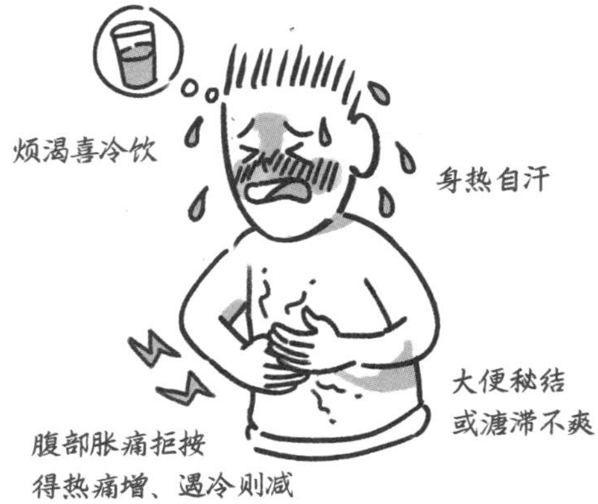

◎ 嗳腐吞酸是饮食积滞

症状表现：脘腹胀满，疼痛拒按，嗳腐吞酸，厌食呕恶，痛而欲泻，泻后痛减，粪便奇臭，或大便秘结，舌苔厚腻，脉滑。

病因病机：食滞内停，运化失司。

治则：消食导滞，理气止痛。

代表方药：枳实导滞丸、保和丸。

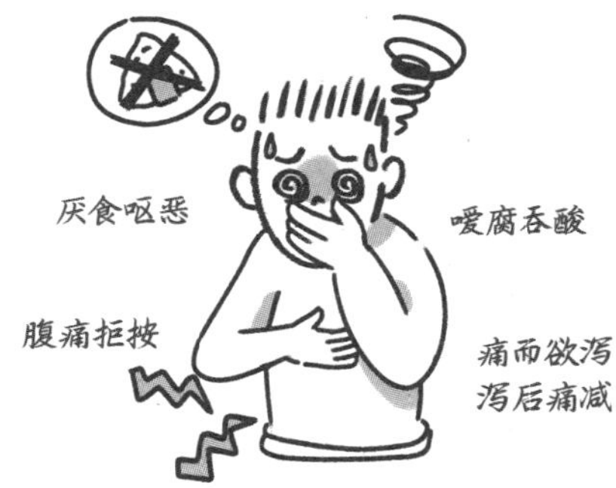

◎ 畏寒乏力是中虚脏寒

症状表现：腹痛绵绵，时作时止，喜暖喜按，得温则舒，饥饿劳累后加重，得食或休息后减轻，畏寒怯冷，神疲乏力，气短懒言，食欲减退，面色萎黄，大便溏薄，舌质淡，苔白，脉沉细。

病因病机：中阳不振，气血不足，失于温养。

治则：温中补虚，缓急止痛。

代表方药：小建中合剂、桂附理中丸。

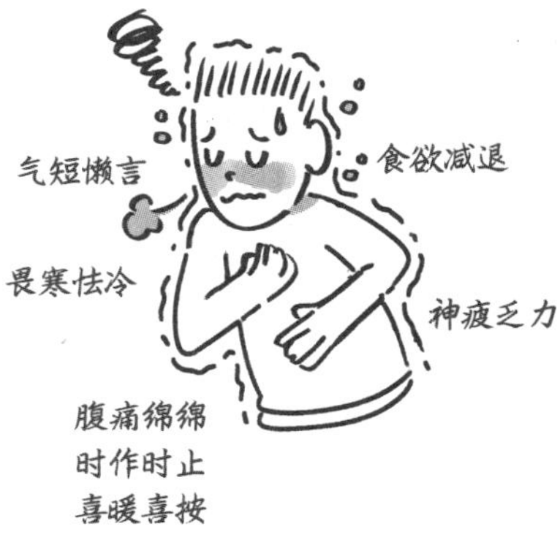

◎ 窜痛嗳气则舒是肝郁气滞

症状表现：腹痛胀闷，痛无定处，痛引少腹，或兼痛窜两胁，时作时止，得嗳气或矢气则舒，遇忧思恼怒则剧，善太息，舌质红，苔薄白，脉弦。

病因病机：肝气郁结，气机不畅，疏泄失司。

治则：疏肝解郁，理气止痛。

代表方药：柴胡舒肝丸、沉香化气丸。

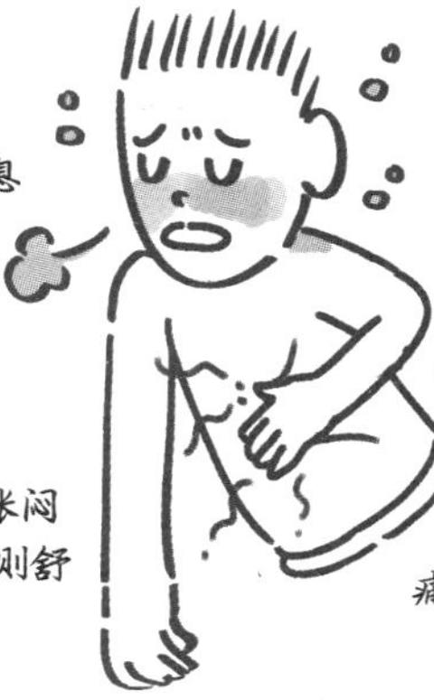

◎ 痛如针刺是瘀血内停

症状表现：腹痛较剧，痛如针刺，痛处固定而拒按，经久不愈，入夜尤甚，舌质紫暗，脉细涩。

病因病机：瘀血内停，气机阻滞，脉络不通。

治则：活血化瘀，和络止痛。

代表方药：少腹逐瘀颗粒。

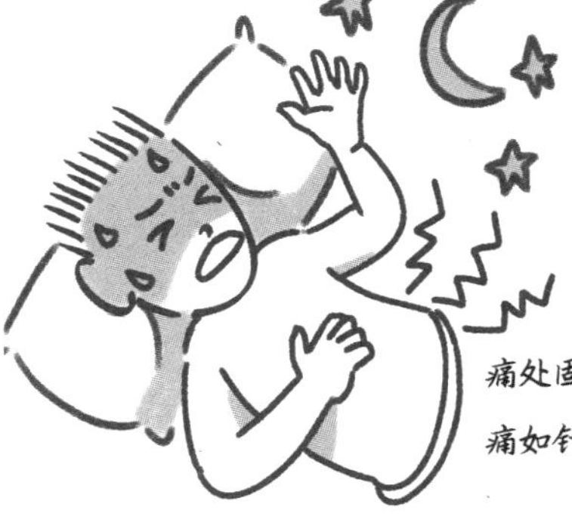

特别注意

腹痛的转归和预后取决于其所属疾病的性质和患者的体质。一般来说，体质好、病程短、正气尚足者预后良好；体质较差、病程较长、正气不足者预后稍差。若腹痛急暴，伴大汗淋漓、四肢厥冷、脉微欲绝者为虚脱之象，需送医院及时抢救。

泄泻

泄泻是以排便次数增多、粪便稀溏甚至泻出如水样为主症的疾病。基本病机为脾虚湿盛，脾失健运，肠道传化失司。

泄泻
- 久泻：脾胃虚弱、肝气乘脾、肾阳虚衰
- 暴泻：寒湿内盛、湿热中阻、食滞肠胃

◎ 进油腻则溏是脾胃虚弱

症状表现：稍进油腻食物或饮食稍多则大便次数增加而发生泄泻，或完谷不化，伴食少纳呆、食后脘闷不舒、面色萎黄、倦怠乏力，舌质淡，苔白，脉细弱。

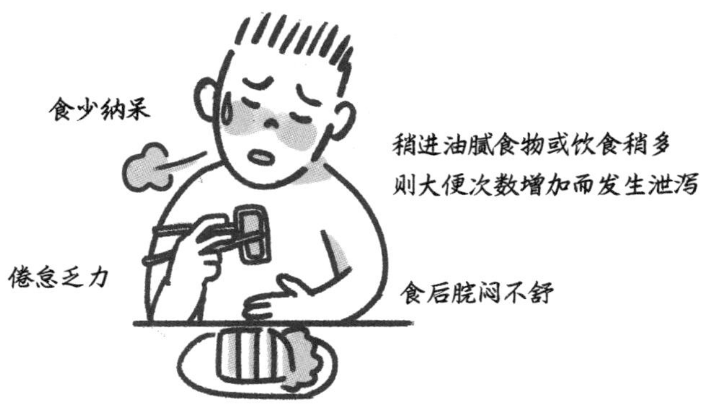

病因病机：脾胃虚弱，运化无权。

治则：健脾益气，化湿止泻。

代表方药：参苓白术丸。

◎ 情绪影响是肝气乘脾

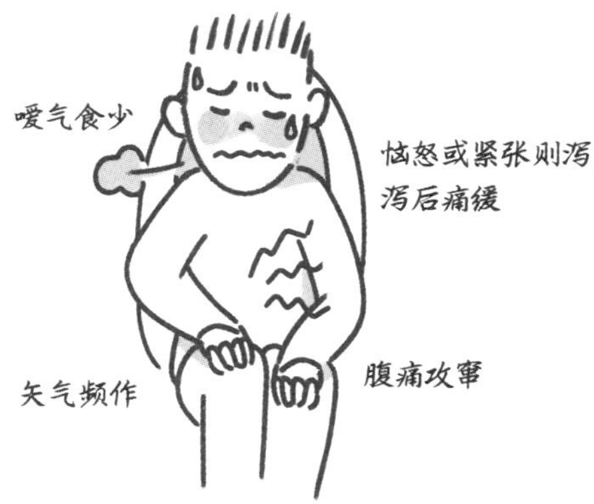

症状表现： 每因抑郁恼怒或情绪紧张而发腹痛泄泻，肠鸣攻痛，腹痛即泻，泻后痛缓，矢气频作，胸胁胀闷，嗳气食少，舌淡，脉弦。

病因病机： 肝失条达，横逆侮脾，脾运无权。

治则： 抑肝扶脾。

代表方药： 痛泻宁颗粒。

◎ 黎明前泄泻是肾阳虚衰

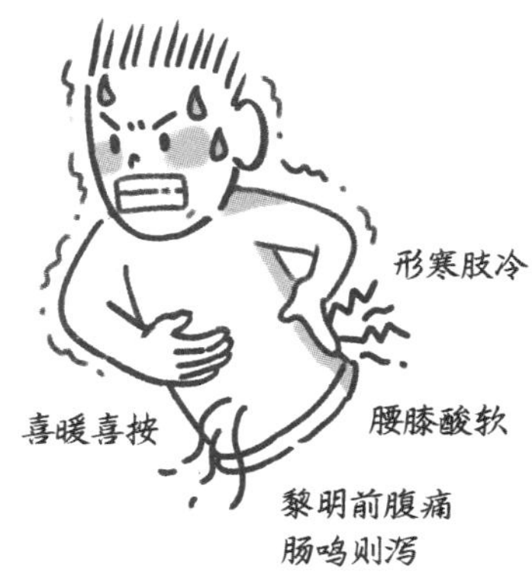

症状表现： 黎明前腹部作痛，肠鸣即泻，泻后痛减，完谷不化，小腹冷痛、喜暖喜按，形寒肢冷，腰膝酸软，舌淡苔白，脉沉细。

病因病机： 命门火衰，脾失温养，水谷不化。

治则： 温肾健脾，固涩止泻。

代表方药： 四神丸。

◎ 腹痛肠鸣是寒湿内盛

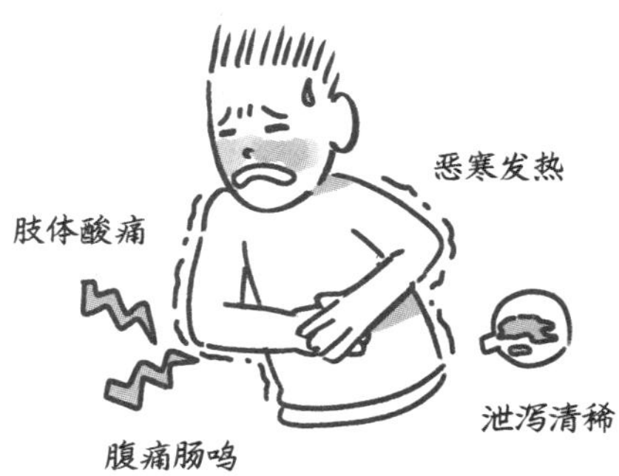

症状表现： 泄泻清稀，甚则如水样，腹痛肠鸣，脘闷食少，或兼恶寒、发热、头痛、肢体酸痛，舌苔白或白腻，脉濡缓或脉浮。

病因病机： 寒湿之邪困脾伤肠。

治则： 芳香化湿，疏表散寒。

代表方药： 藿香正气颗粒（丸、水）。

◎ 泻时肛门灼热是湿热中阻

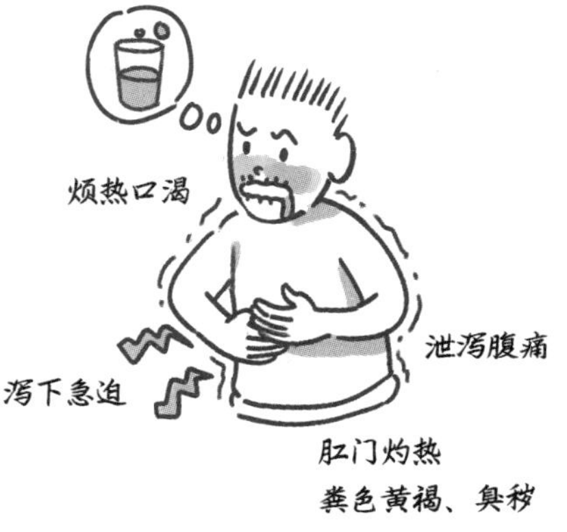

症状表现： 泄泻腹痛，泻下急迫，或泻而不爽，粪色黄褐、臭秽，肛门灼热，烦热口渴，小便短黄，舌质红，苔腻，脉滑数或濡数。

病因病机： 感受湿热之邪，肠腑传化失常。

治则： 清热利湿，分消止泻。

代表方药： 葛根芩连片、止痢宁片。

◎ 腹胀泻后痛减、嗳腐酸臭是食滞肠胃

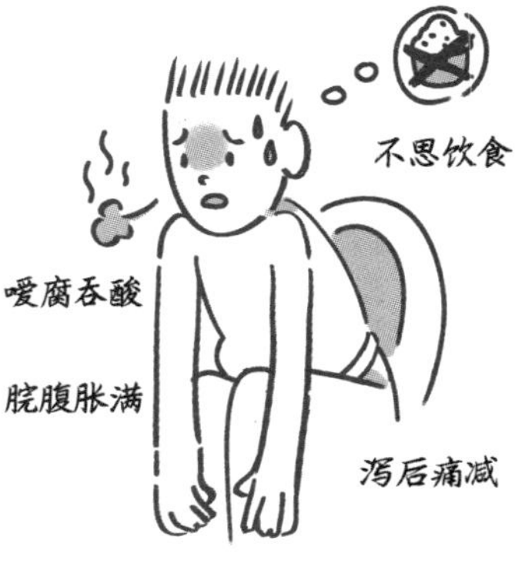

症状表现： 腹痛肠鸣，泻下粪便臭如败卵，伴有未消化的食物，泻后痛减，脘腹胀满，嗳腐酸臭，不思饮食，舌苔垢浊或厚腻，脉滑。

病因病机： 宿食阻滞肠胃，脾胃运化失司。

治则： 消食导滞，和中止泻。

代表方药： 保和丸、开胃健脾丸。

五更泻注意事项

五更泻，但脾肾阳虚不显，反见心烦嘈杂，寒热错杂，当寒温并用、温脾止泻，改用乌梅丸加减。

便秘

便秘是以大便排出困难，排便周期延长，或周期不长，但粪质干结，排出艰难，或粪质不硬，虽有便意但排便不畅为主症的疾病。基本病机为大肠传导失司。

- **便秘**
  - **实秘**：气机郁滞、肠胃积热、阴寒积滞
  - **虚秘**：气虚秘、血虚秘、阴虚秘、阳虚秘

◎ 腹胀肠鸣是气机郁滞

症状表现：大便干结，或不甚干结，欲便不得出，或便而不爽，肠鸣矢气，嗳气频作，胁腹痞满胀痛，舌苔薄腻，脉弦。

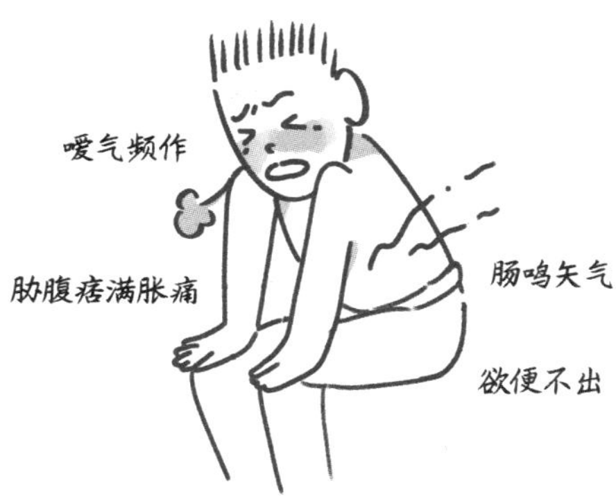

病因病机：肝脾气滞，腑气不通。

治则：顺气导滞，降逆通便。

代表方药：麻仁丸、木香顺气丸、四磨汤口服液。

◎ 口干面红心烦是肠胃积热

症状表现： 大便干结，腹胀腹痛，口干口臭，面红心烦，或有身热，小便短赤，舌质红，苔黄燥，脉滑数。

病因病机： 肠腑燥热，津伤便结。

治则： 泻热导滞，润肠通便。

代表方药： 麻仁润肠丸、通幽润燥丸。

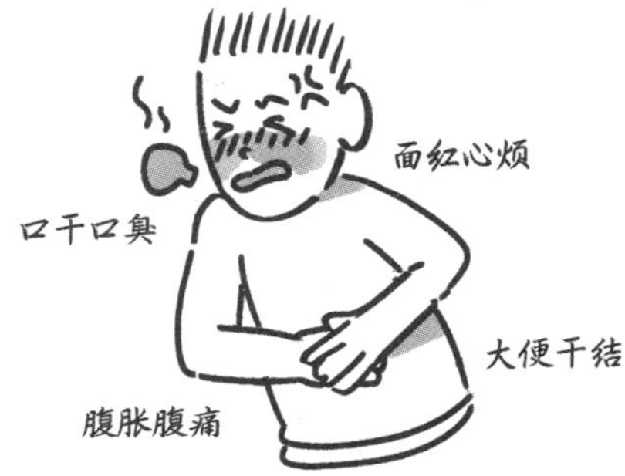

◎ 腹痛胀满拒按是阴寒积滞

症状表现： 大便艰涩，腹痛拘急，胀满拒按，胁下偏痛，手足不温，呃逆呕吐，舌苔白腻，脉弦紧。

病因病机： 阴寒内盛，凝滞胃肠。

治则： 温里散寒，通便止痛。

代表方药： 半硫丸或温脾汤。

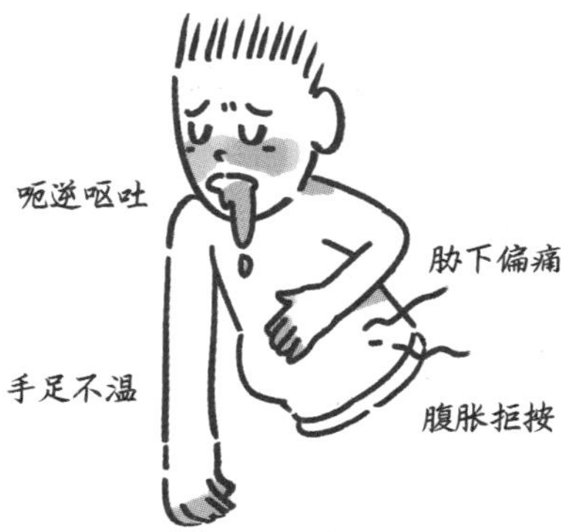

◎ 汗出短气是气虚秘

症状表现： 大便干或不干，虽有便意，但排出困难，用力努挣则汗出短气，便后乏力，面白神疲，肢倦懒言，体质虚弱，舌质淡，苔白，脉弱。

病因病机： 脾肺气虚，传送无力。

治则： 补脾益肺，润肠通便。

代表方药： 芪黄通秘软胶囊。

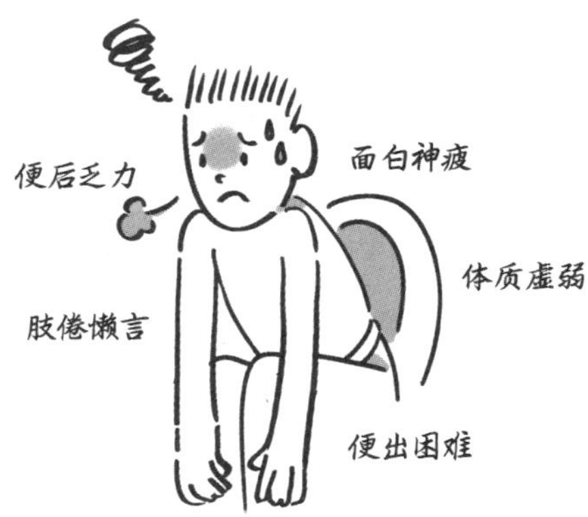

◎ 头晕目眩面无华是血虚秘

症状表现： 大便干结，排出困难，面色无华，皮肤干燥，头晕目眩，心悸气短，健忘少寐，口唇色淡，舌淡苔少，脉细。

病因病机： 血液亏虚，肠道失荣。

治则： 养血滋阴，润燥通便。

代表方药： 人参养荣丸。

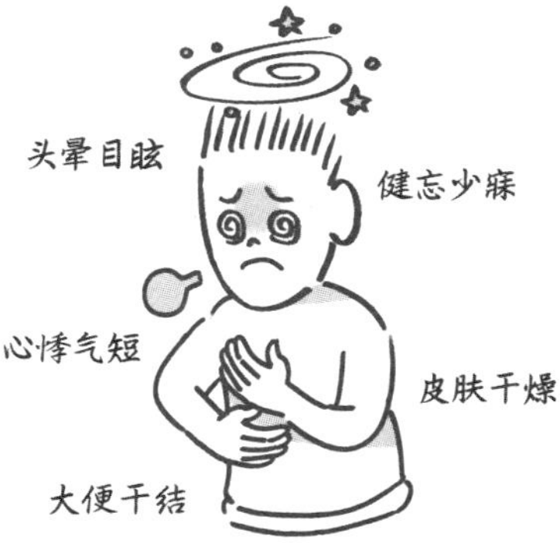

◎ 头晕耳鸣消瘦是阴虚秘

症状表现： 大便干结，如羊屎状，形体消瘦，头晕耳鸣，两颧红赤，心烦少寐，潮热盗汗，腰膝酸软，舌质红，苔少，脉细数。

病因病机： 阴津不足，肠失濡润。

治则： 滋阴增液，润肠通便。

代表方药： 润肠丸。

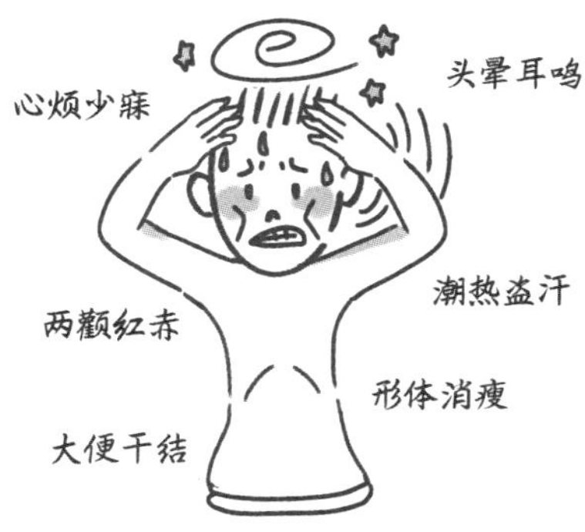

◎ 冷痛四肢不温是阳虚秘

症状表现： 大便干或不干，皆排出困难，小便清长，面色㿠白，四肢不温，腹中冷痛，得热痛减，腰膝酸冷，舌质淡，苔白，脉沉迟。

病因病机： 阳气虚衰，阴寒凝结。

治则： 补肾温阳，润肠通便。

代表方药： 苁蓉通便口服液、便秘通、金匮肾气丸。

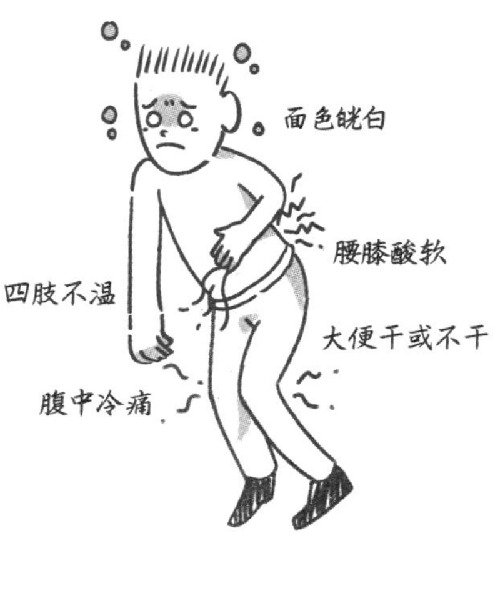

胁痛

胁痛是指以一侧或两侧胁肋部疼痛为主症的疾病。基本病机为肝络失和，致瘀血停滞、湿热蕴结，不通则痛（实证），或阴血不足，不荣则痛（虚证）。

胁痛：肝郁气滞、肝胆湿热；瘀血阻络、肝络失养

◎ 窜痛胸闷是肝郁气滞

症状表现：胁肋胀痛，走窜不定，甚则引及胸背肩臂，疼痛每因情志变化而增减，胸闷腹胀，善太息，嗳气频作，得嗳气而胀痛稍舒，纳少口苦，舌苔薄白，脉弦。

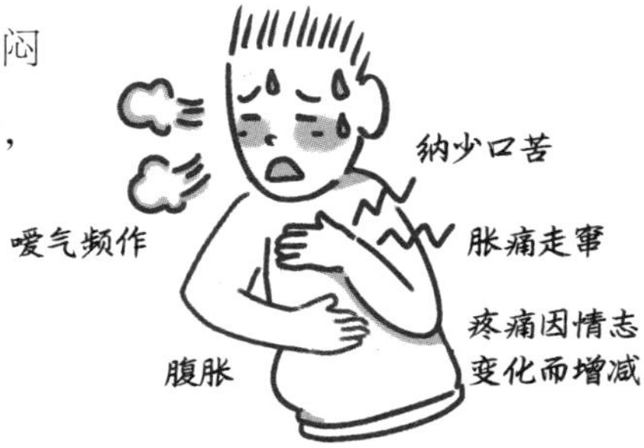

病因病机：肝失条达，气机郁滞。

治则：疏肝理气。

代表方药：柴胡舒肝丸、胆宁片。

◎ 胁肋灼痛是肝胆湿热

症状表现：胁肋胀痛或灼热疼痛，触痛明显而拒按，或引及肩背，口苦口黏，胸闷纳呆，恶心呕吐，小便黄赤，大便不爽，或兼有身热、身目发黄，舌红苔黄腻，脉弦滑数。

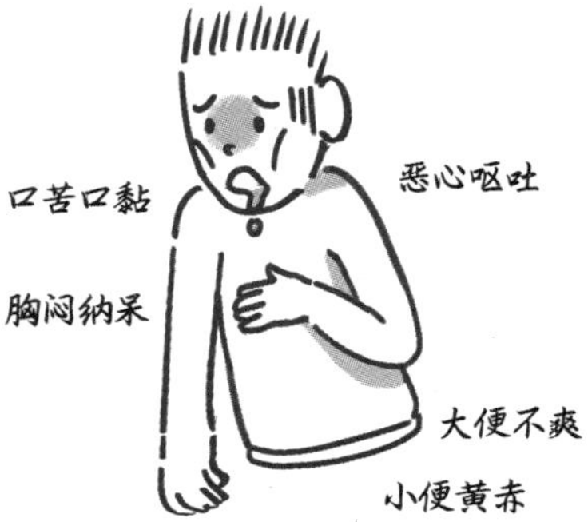

病因病机：湿热蕴结，肝胆失疏。

治则：清热利湿。

代表方药：龙胆泻肝丸。

◎ 刺痛拒按是瘀血阻络

症状表现：胁肋刺痛，痛有定处，痛处拒按，入夜痛甚，胁肋下或见有癥块，舌质紫暗，脉沉涩。

病因病机：瘀血内阻，肝络痹阻。

治则：祛瘀通络。

代表方药：血府逐瘀颗粒。

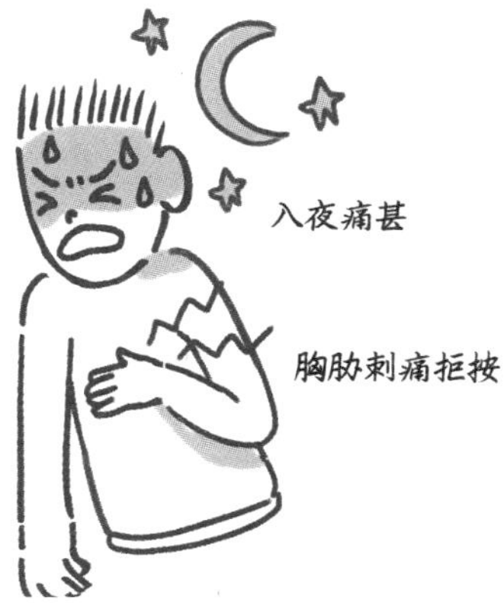

◎ 隐痛不休是肝络失养

症状表现：胁肋隐痛，悠悠不休，遇劳加重，口干咽燥，心中烦热，头晕目眩，舌红少苔，脉细弦而数。

病因病机：肝肾阴亏，精血耗伤，肝络失养。

治则：养阴柔肝。

代表方药：一贯煎丸。

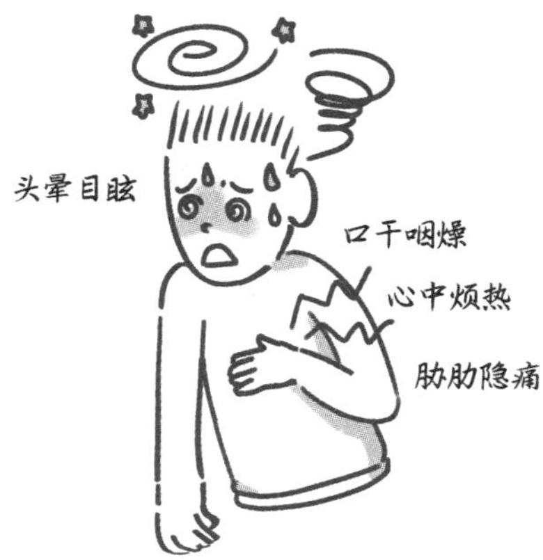

注意事项

对胁痛患者要注意通过安慰、鼓励等方式稳定情绪，可缓解和消除躯体疼痛感，减少因疼痛带来的情绪波动。

眩晕

眩晕是以头晕、目眩为主症的疾病。基本病机包括虚实两端。本虚为肝肾亏虚、气血亏虚，致髓海不足，清窍失养；标实为风、火、痰、瘀扰乱清窍。

眩晕：肝阳上亢、痰湿上蒙、瘀血阻窍、气血亏虚、肝肾阴虚

◎ 耳鸣头胀痛是肝阳上亢

症状表现： 眩晕，耳鸣，头目胀痛，急躁易怒，口苦，失眠多梦，遇烦劳郁怒而加重，甚则仆倒，颜面潮红，肢麻震颤，舌质红，苔黄，脉弦或数。

病因病机： 肝阳风火，上扰清窍。

治则： 平肝潜阳，清火息风。

代表方药： 天麻钩藤颗粒。

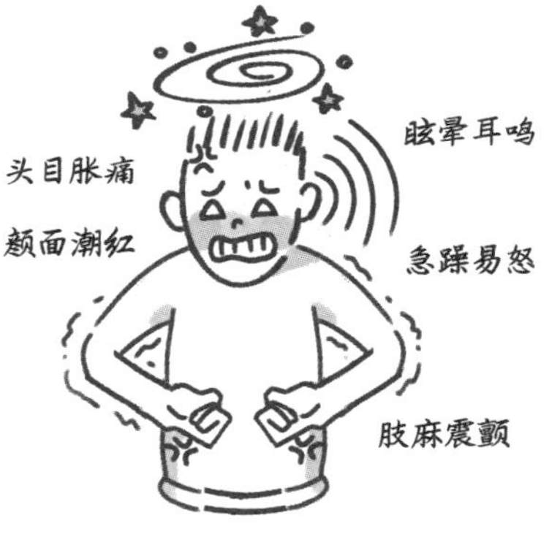

◎ 头重胸闷恶心是痰湿上蒙

症状表现： 眩晕，头重如蒙，或伴视物旋转，胸闷恶心，呕吐痰涎，食少多寐，舌苔白腻，脉濡滑。

病因病机： 痰浊中阻，上蒙清窍，清阳不升。

治则： 化痰祛湿，健脾和胃。

代表方药： 参苓白术丸、二陈丸、陈夏六君子丸。

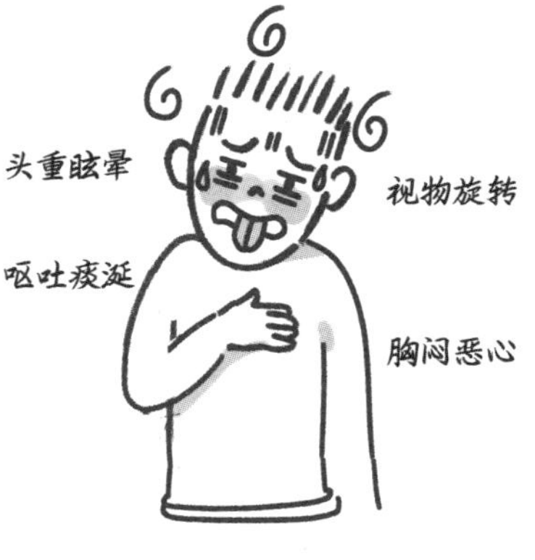

◎ 头痛面紫暗是瘀血阻窍

症状表现：眩晕，头痛，且痛有定处，兼见健忘、失眠、心悸、精神不振、耳鸣耳聋、面唇紫暗，舌质暗有瘀斑，多伴见舌下脉络迂曲增粗，脉弦涩或细涩。

病因病机：瘀血阻络，脑失所养。

治则：祛瘀生新，活血通窍。

代表方药：脑得生丸、血府逐瘀丸。

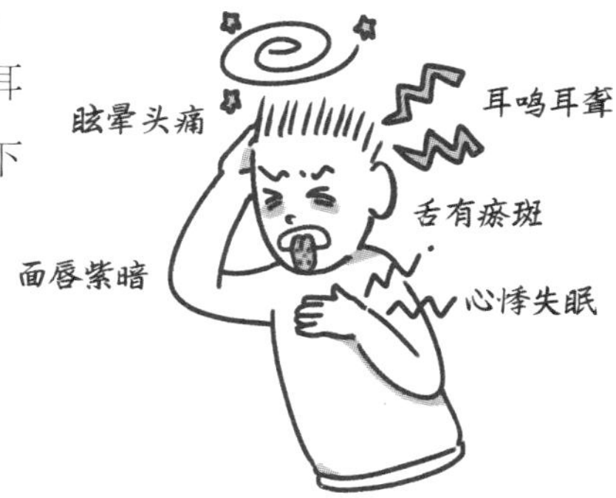

◎ 神疲自汗是气血亏虚

症状表现：眩晕，动则加剧，劳累即发，面色㿠白，神疲自汗，倦怠懒言，唇甲不华，心悸少寐，纳少腹胀，舌质淡，苔薄白，脉细弱。

病因病机：气血亏虚，脑失所养。

治则：补益气血，调养心脾。

代表方药：八珍丸、十全大补丸、人参养荣丸、当归补血丸、归脾丸。

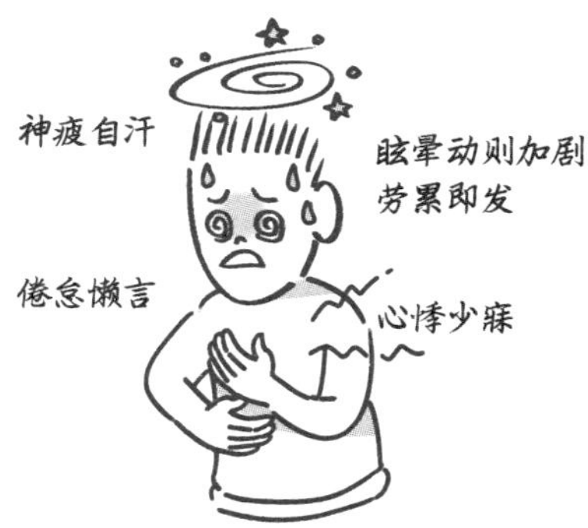

◎ 腰酸膝软是肝肾阴虚

症状表现：眩晕日久不愈，精神萎靡，腰酸膝软，少寐多梦，健忘，心烦口干，耳鸣，神疲乏力，遗精，两目干涩，视力减退，舌质淡嫩，苔白，脉沉细无力。

病因病机：肾精不足，脑失所养。

治则：滋养肝肾，填精益髓。

代表方药：左归丸。

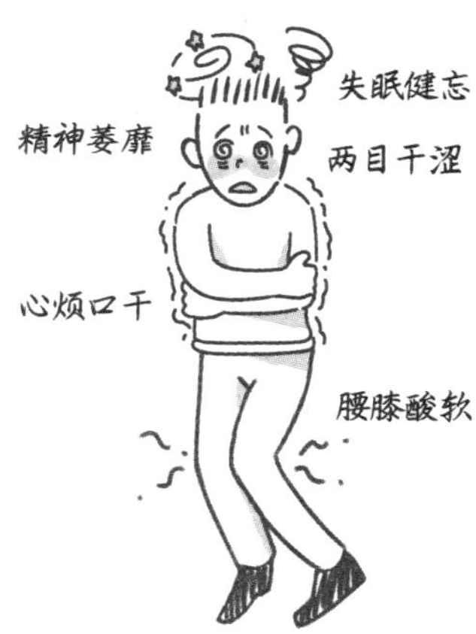

郁病

郁病是以心情抑郁、情绪不宁、胸闷满闷、胁肋胀痛，或易怒易哭，或咽中有异物梗阻为主症的疾病。基本病机为气机郁滞，脏腑功能失调。

郁病：肝气郁结、气郁化火、痰气郁结、心脾两虚、心神失养、心肾阴虚

◎ 胸闷胁痛是肝气郁结

症状表现： 精神抑郁，情绪不宁，善太息，胸部满闷，胁肋胀痛，痛无定处，脘闷嗳气，不思饮食，大便不调，苔薄腻，脉弦。

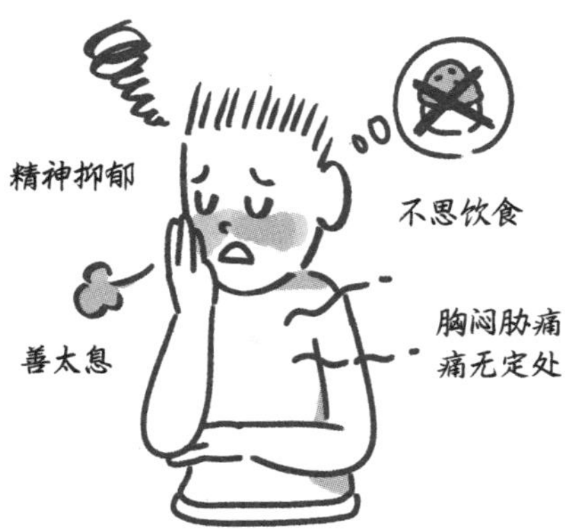

病因病机： 肝郁气滞，脾胃失和。

治则： 疏肝解郁，理气和中。

代表方药： 柴胡舒肝丸、越鞠丸。

◎ 口苦头痛目赤是气郁化火

症状表现： 急躁易怒，胸闷胁胀，口苦而干，或头痛、目赤、耳鸣，或嘈杂吞酸，大便秘结，舌质红，苔黄，脉弦数。

病因病机： 肝郁化火，横逆犯胃。

治则： 疏肝解郁，清肝泻火。

代表方药： 丹栀逍遥丸、龙胆泻肝丸。

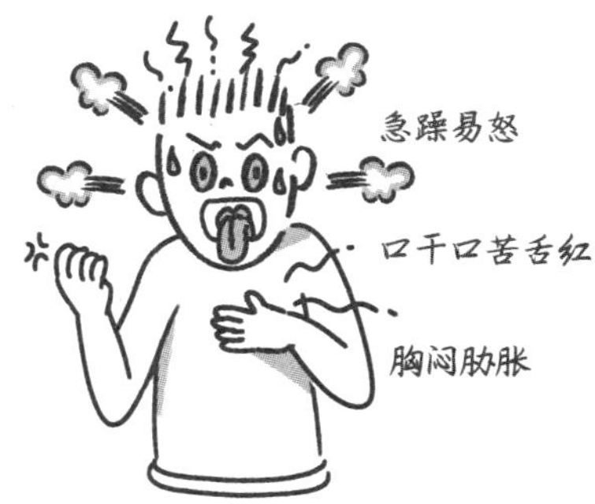

◎ 喉中如有异物是痰气郁结

症状表现： 精神抑郁，胸部满闷，胁肋胀满，咽中如有异物梗塞，吞之不下，咳之不出，苔白腻，脉弦滑。

病因病机： 肝气郁滞，痰气互结，停聚于咽。

治则： 行气开郁，化痰散结。

代表方药： 舒肝平胃丸。

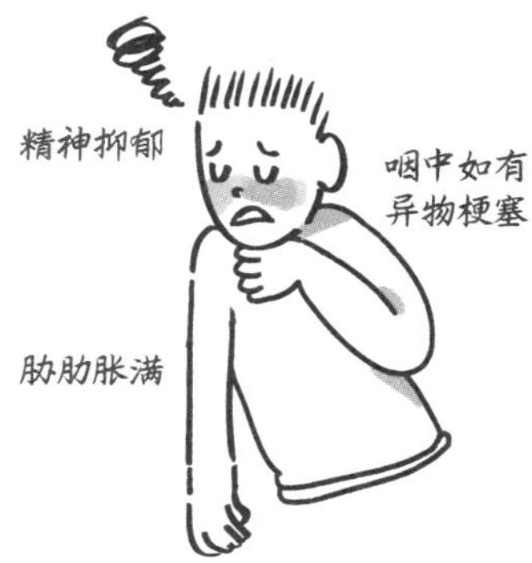

◎ 失眠健忘是心脾两虚

症状表现： 多思善虑，心悸胆怯，失眠健忘，头晕神疲，面色无华，食欲减退，舌质淡，苔薄白，脉细弱。

病因病机： 脾虚血亏，心失所养。

治则： 健脾养心，益气补血。

代表方药： 归脾丸。

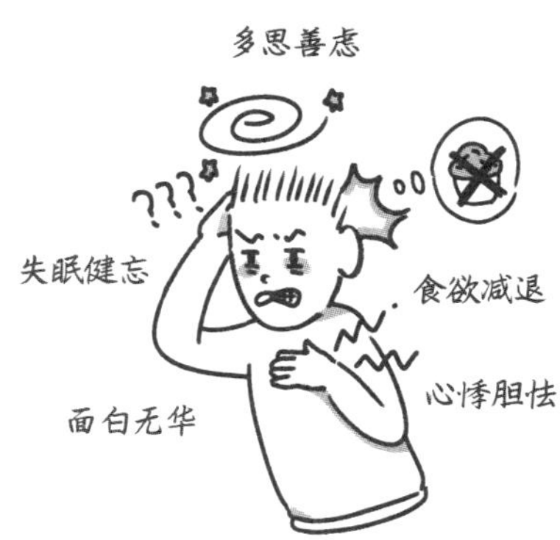

◎ 精神恍惚是心神失养

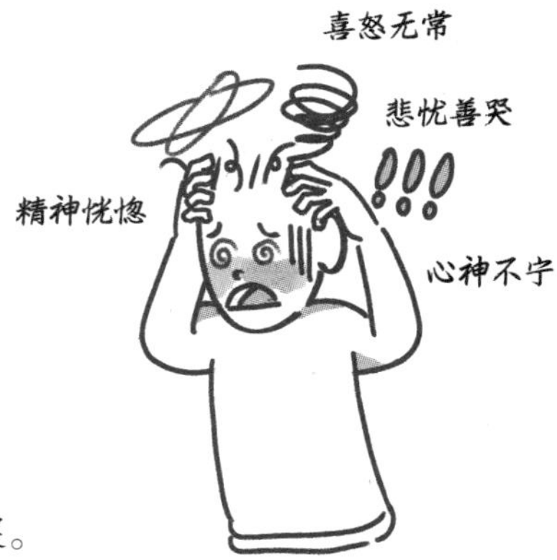

症状表现： 精神恍惚，心神不宁，多疑易惊，悲忧善哭，喜怒无常，或时时欠伸，或手舞足蹈，喊叫骂詈，舌质淡，脉弦。多见于女性，常因精神刺激而诱发。

病因病机： 营阴暗耗，心神失养。

治则： 甘润缓急，养心安神。

代表方药： 甘麦大枣汤颗粒、脑力静糖浆。

◎ 腰膝酸软是心肾阴虚

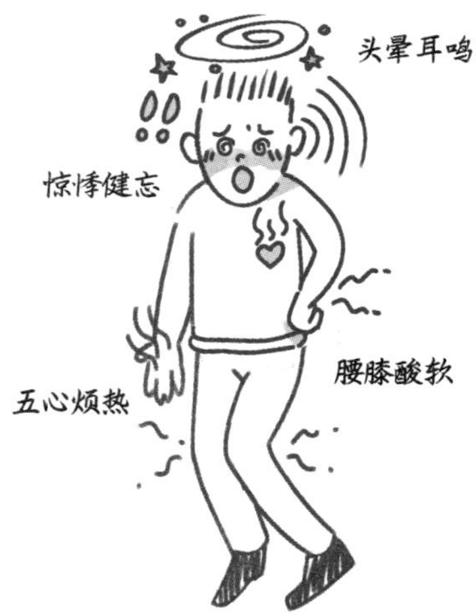

症状表现： 虚烦少寐，惊悸，健忘，多梦，头晕耳鸣，五心烦热，腰膝酸软，盗汗，口干咽燥，男子遗精，女子月经不调，舌红，苔少或无，脉细数。

病因病机： 阴精亏虚，阴不涵阳。

治则： 滋养心肾。

代表方药： 天王补心丸合六味地黄丸。

注意事项

郁病治疗以理气解郁为先，因病程长，用药宜柔和，以防香燥伤阴。

药物治疗之外，还应调整心情，配合针灸、推拿、运动等，以利于恢复。

消渴

消渴是以多饮、多食、多尿、乏力、消瘦或尿有甜味为主症的疾病。基本病机为阴虚燥热，其中阴虚为本、燥热为标。

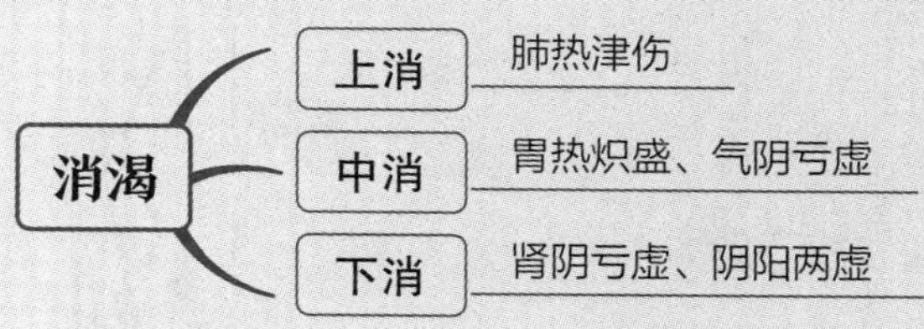

◎ 口渴引饮是肺热津伤

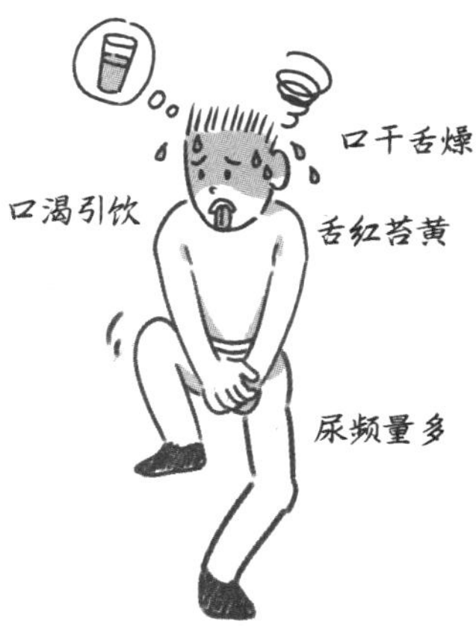

症状表现： 口渴引饮，口舌干燥，尿频量多，舌边尖红，苔薄黄，脉洪数。

病因病机： 肺脏燥热，津液失布。

治则： 清热润肺，生津止渴。

代表方药： 消渴丸（需遵医嘱）、玉泉丸。

◎ 多食易饥是胃热炽盛

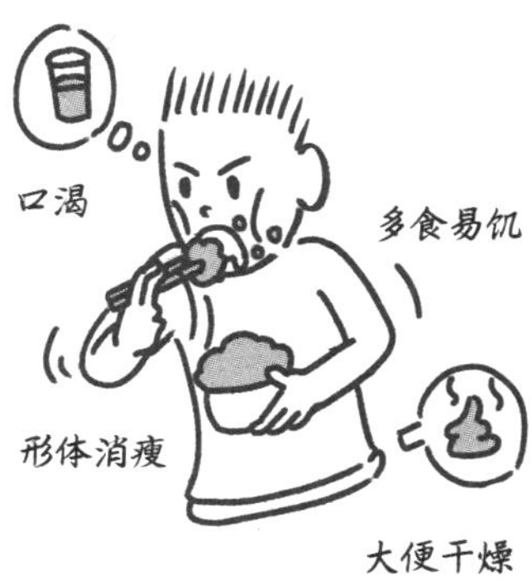

症状表现： 多食易饥，口渴，尿多，形体消瘦，大便干燥，苔黄，脉滑实有力。

病因病机： 胃火内炽，消灼水谷，耗伤津液。

治则： 清胃泻火，养阴增液。

代表方药： 左金丸、牛黄清胃丸。

◎ 便溏体瘦是气阴亏虚

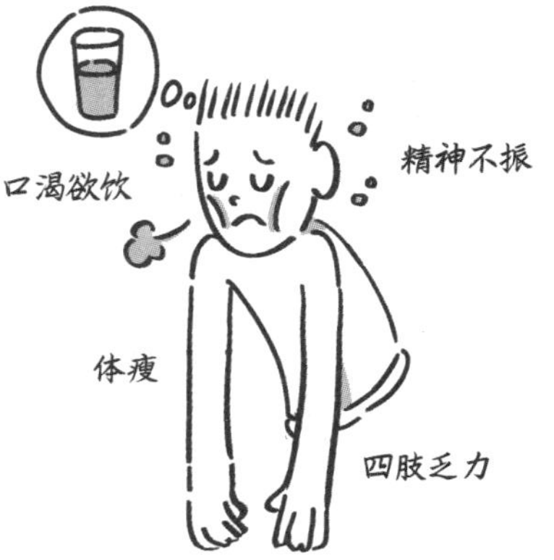

症状表现：口渴欲饮，能食与便溏并见，或饮食减少，精神不振，四肢乏力，体瘦，舌质淡红，苔白而干，脉弱。

病因病机：气阴不足，脾失健运。

治则：益气健脾，生津止渴。

代表方药：津力达颗粒、降糖甲片、益气养阴口服液、养阴降糖片。

◎ 腰膝酸软是肾阴亏虚

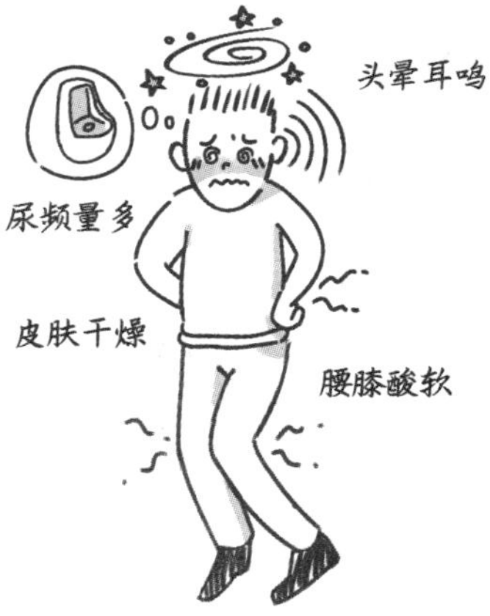

症状表现：尿频量多，混浊如脂膏，或尿甜，腰膝酸软，乏力，头晕耳鸣，口干唇燥，皮肤干燥、瘙痒，舌红苔少，脉细数。

病因病机：肾阴亏虚，肾失固摄。

治则：滋阴固肾。

代表方药：六味地黄丸、参芪降糖胶囊。

◎ 饮一溲一是阴阳两虚

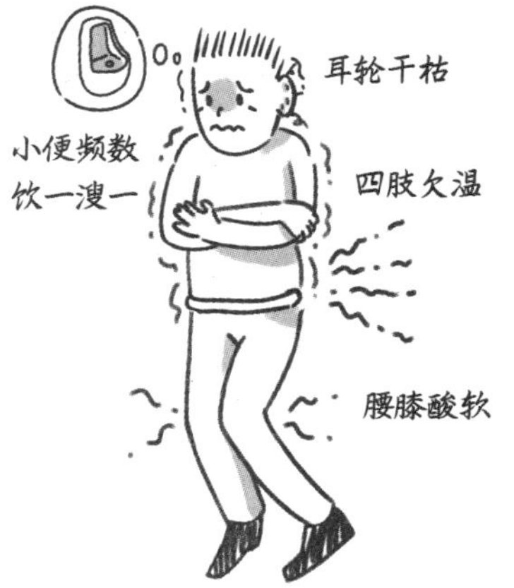

症状表现：小便频数、混浊，甚至饮一溲一，面容憔悴，耳轮干枯，腰膝酸软，四肢欠温，畏寒肢冷，阳痿或月经不调，舌苔淡白而干，脉沉细无力。

病因病机：阴损及阳，肾阳衰微，肾失固摄。

治则：滋阴温阳，补肾固涩。

代表方药：金匮肾气丸、龟鹿二仙胶。

肥胖

肥胖是以体重超过一定范围、形体肥胖为主症的疾病，可伴有头晕乏力、神疲懒言、少动气短等症状。基本病机为阳气虚衰，痰湿偏盛。

肥胖：胃热火郁、痰湿内盛、气血瘀滞、脾虚不运、脾肾阳虚

◎ 消谷善饥是胃热火郁

症状表现： 肥胖多食，消谷善饥，大便不爽，甚或干结，尿黄，或有口干口苦，喜饮水，舌红苔黄，脉数。

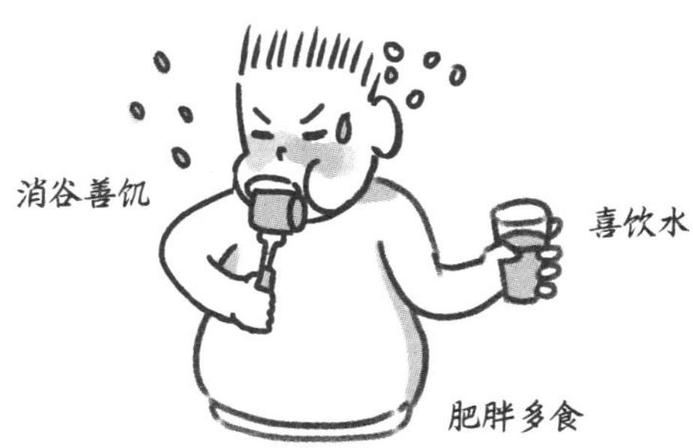

病因病机： 阳明火热内郁，耗伤津液，膏脂瘀积。

治则： 清胃泻火，佐以消导。

代表方药： 清胃丸、胃热清胶囊。

◎ 身体沉重困倦是痰湿内盛

症状表现： 形体肥胖，身体沉重，肢体困倦，脘痞胸满，头晕，口干而不欲饮，大便黏滞不爽，嗜食肥甘醇酒，喜卧懒动，舌质淡胖或大，苔白腻或白滑，脉滑。

病因病机： 痰湿内盛，困遏脾运，阻滞气机。

治则： 化痰利湿，理气消脂。

代表方药： 参苓白术丸（散）。

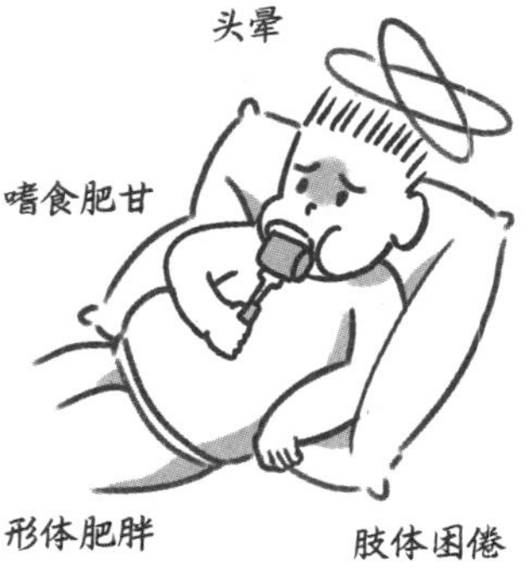

◎ 面晦唇暗懒动是气血瘀滞

症状表现： 肥胖懒动，喜太息，胸闷胁满，面晦唇暗，肢端色泽不鲜，甚或青紫，可伴便干、失眠，男子性欲下降甚至阳痿，女性月经不调、量少甚或闭经，经血色暗或有血块，舌质暗或有瘀斑瘀点，舌苔薄，脉弦或涩。

病因病机： 气郁不畅，血行不利，气瘀壅阻。

治则： 理气解郁，活血化瘀。

代表方药： 血府逐瘀颗粒。

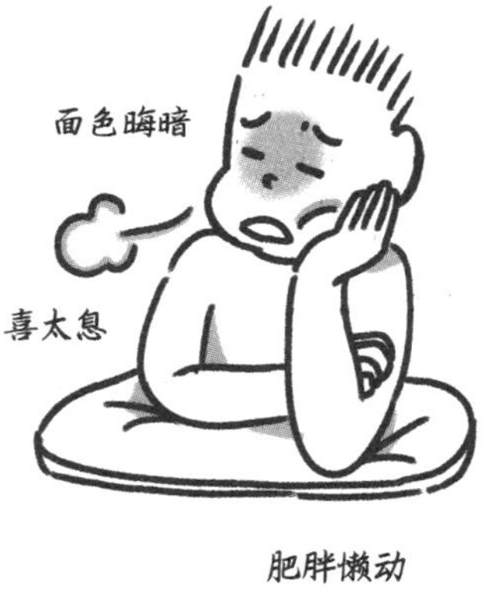

◎ 神疲肢肿是脾虚不运

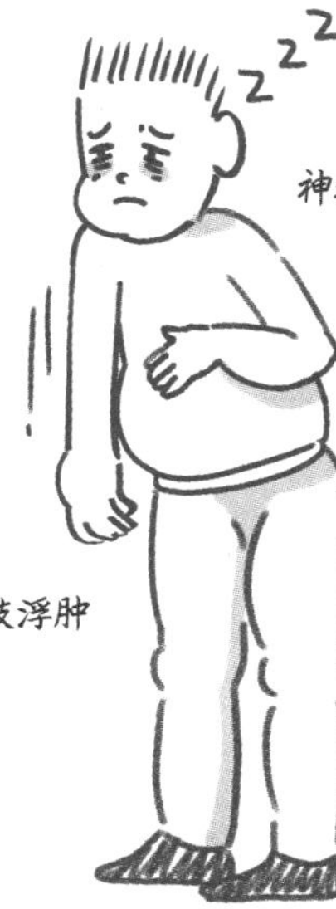

症状表现：肥胖臃肿，神疲乏力，身体困重，脘腹痞闷，或有四肢轻度浮肿，晨轻暮重，劳则尤甚，饮食如常或偏少，有暴饮暴食史，小便不利，大便溏或便秘，舌质淡胖、边有齿印，苔薄白或白腻，脉濡细。

病因病机：脾虚气弱，运化无力，水湿内停。

治则：健脾益气，渗利水湿。

代表方药：脾胃舒丸、人参健脾丸。

◎ 四肢不温喜热饮是脾肾阳虚

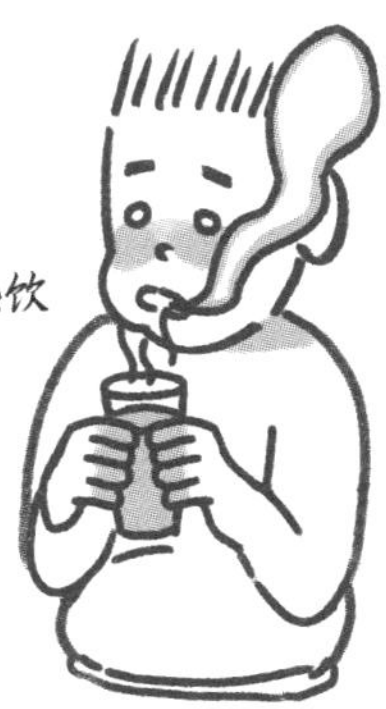

症状表现：形体肥胖，易疲劳，四肢不温，甚或四肢厥冷，喜热饮，小便清长，舌淡胖，舌苔薄白，脉沉细。

病因病机：脾肾阳虚，气化温煦失职。

治则：补益脾肾，温阳化气。

代表方药：健脾丸、附子理中丸。

痹病

痹病是以肢体关节、筋骨、肌肉等处发生疼痛、酸楚、重着、麻木，或者关节屈伸不利、僵硬、肿大、变形及活动障碍为主症的疾病。基本病机为风寒湿热外邪侵袭关节、肌肉，经脉痹阻，气血运行失畅。

痹病：风寒湿痹、风湿热痹、痰瘀痹阻、肝肾虚痹、气血虚痹、寒热错杂

◎ 遇寒加重善游走是风寒湿痹

症状表现： 肢体关节、肌肉酸痛，或游走不定，或遇寒加重、得热痛缓，或肢体关节酸楚、重着，肿胀散漫，或肌肤麻木不仁，关节屈伸不利，舌质淡，苔薄白或白腻，脉弦紧或濡缓。

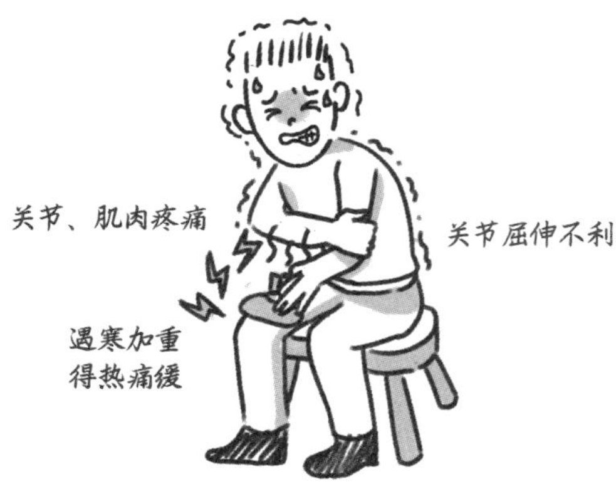

病因病机： 风寒湿邪留滞经络，气血闭阻不通。

治则： 祛风散寒，除湿通络。

代表方药： 寒湿痹颗粒、疏风定痛丸、风湿骨痛片。

◎ 局部灼热红肿是风湿热痹

症状表现：肢体关节疼痛，局部灼热红肿，痛不可触，得冷则舒，日轻夜重，或疼痛游走不定，活动不利，或见肌肤红斑，发热，汗出，口渴，烦躁，尿赤，舌质红，苔黄或黄腻，脉滑数或浮数。

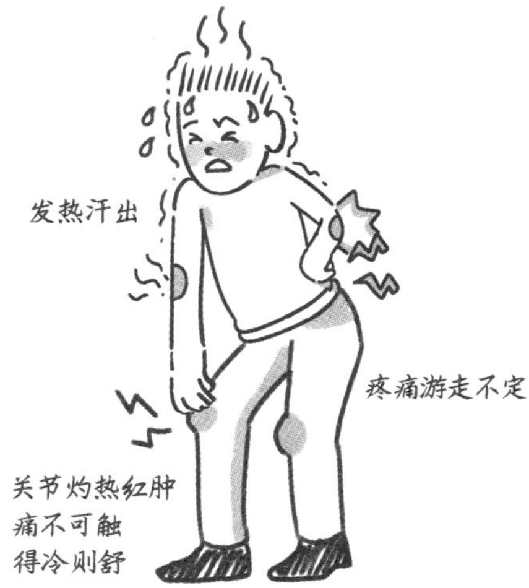

病因病机：风湿热邪壅滞经脉，气血闭阻不通。

治则：清热通络，祛风除湿。

代表方药：痛风定胶囊、风痛安胶囊、克痹骨泰胶囊、四妙丸。

◎ 关节肌肉刺痛是痰瘀痹阻

症状表现：关节肌肉刺痛、固定不移，或关节肌肤紫暗、肿胀，按之较硬，肢体麻木重着，甚则关节僵硬变形，屈伸不利，有硬结、瘀斑，或胸闷痰多，舌质紫暗或有瘀斑，舌苔白腻，脉弦滑或涩。

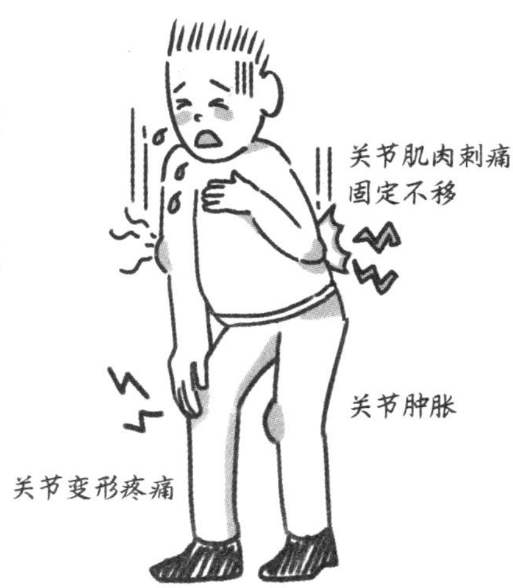

病因病机：痰瘀互结，闭阻经络，留滞肌肤。

治则：化痰行瘀，蠲痹通络。

代表方药：桂枝茯苓丸、小活络丸。

◎ 腰膝酸软是肝肾虚痹

症状表现：关节疼痛经久不愈，时轻时重，腰膝酸软，疲劳时加重，关节屈伸不利，肌肉瘦削。或伴畏寒肢冷，阳痿，遗精，心烦，口干。舌淡红，苔薄白或少津，脉沉细或细数。

病因病机：肝肾不足，筋骨失养。

治则：培补肝肾，通络止痛。

代表方药：金匮肾气丸、独活寄生丸。

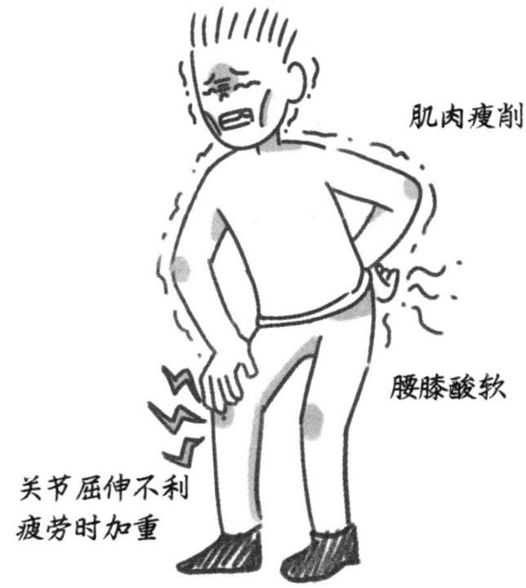

◎ 疼痛时轻时重是气血虚痹

症状表现：关节疼痛、酸楚，时轻时重，气候变化、劳倦活动后加重，神疲乏力，面色少华，形体消瘦，肌肤麻木，短气自汗，唇甲淡白，头晕目花，舌淡苔薄，脉细弱。

病因病机：风寒湿邪久留经络，气血亏虚，经脉失养。

治则：补气养血，和营通络。

代表方药：归脾丸、八珍丸。

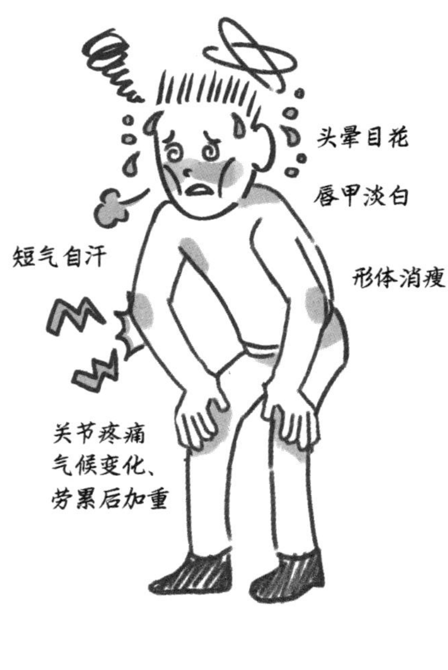

◎ 灼热肿痛是寒热错杂

症状表现：关节灼热肿痛，遇寒加重；或关节冷痛喜温，手心灼热，恶风怕冷，口干口苦，尿黄，舌红，苔白或黄，脉弦或紧或数。

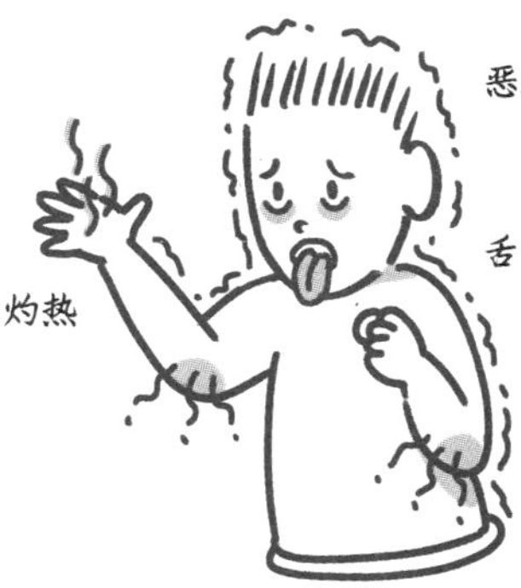

病因病机：脾寒郁化热，或经络蓄热，寒邪外侵，闭阻经脉。

治则：温经散寒，清热除湿。

代表方药：桂枝芍药知母汤（根据寒热轻重不同情况酌情加减）。

痹病与痿病的区别

痹病是由风寒湿热之邪侵袭腠理经络，痹阻筋脉关节而致；痿病则以邪热伤阴，五脏精血亏损，筋脉肌肉失养所致。

二者最大的区别在于痛与不痛。痹病以关节疼痛为主，痿病则为肢体痿弱不用，一般无疼痛。

二者都有肢体活动障碍，痹病是因疼痛而影响活动，痿病则是无力运动。

腰痛

腰痛是以腰脊或脊旁部位疼痛为主症的疾病。腰痛的原因主要是外邪侵袭、跌仆闪挫，或年老体衰、气血阻滞等。基本病机为经脉痹阻、腰府失养。

腰痛 ｛寒湿腰痛、湿热腰痛、瘀血腰痛、肾虚腰痛｝

◎ 冷痛重着是寒湿

症状表现： 腰部冷痛重着，转侧不利，静卧不减，遇冷或阴雨天加重，痛处喜温，得热则减，舌质淡，苔白腻，脉沉迟或沉紧。

病因病机： 寒湿痹阻，滞碍气血，经脉不利。

治则： 散寒行湿，温经通络。

代表方药： 独活寄生丸。

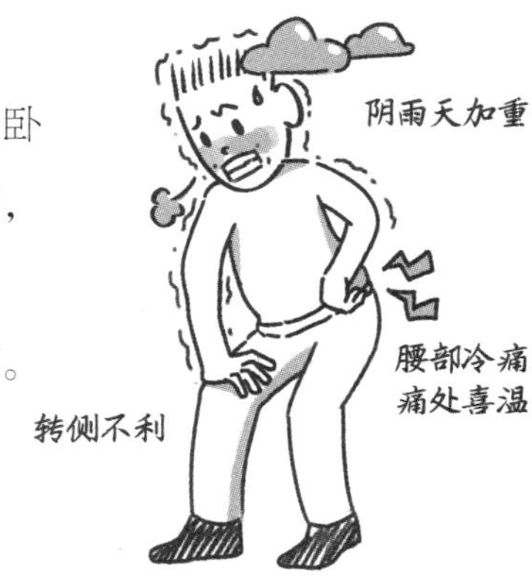

◎ 身体困重是湿热

症状表现： 腰部疼痛，痛处伴有热感，每于夏季或腰部着热后加重，遇冷痛减，口渴不欲饮，小便黄赤，或午后身热，微汗出，舌质红，苔黄腻，脉濡数或弦数。

病因病机： 湿热壅遏，经气不畅，经脉不舒。

治则： 清热利湿，舒筋止痛。

代表方药： 四妙丸。

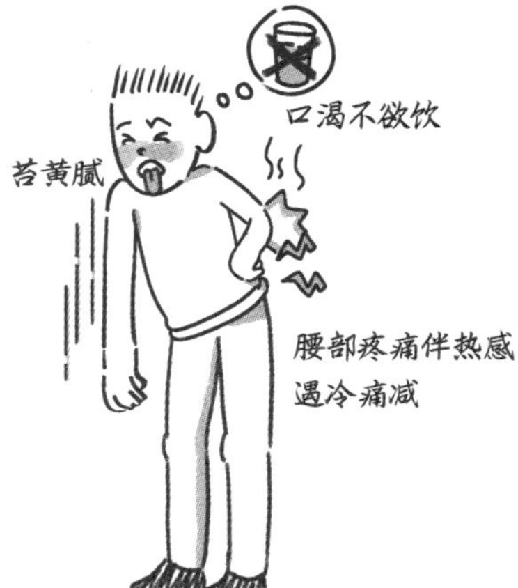

◎ 刺痛拒按是瘀血

症状表现： 腰痛如刺，痛有定处，痛处拒按，日轻夜重，活动不利，甚则不能转侧，面晦唇暗，舌质暗紫或有瘀斑，脉多弦涩。

病因病机： 瘀血阻滞，气血不通，经脉闭阻。

治则： 活血化瘀，通络止痛。

代表方药： 腰痹通胶囊。

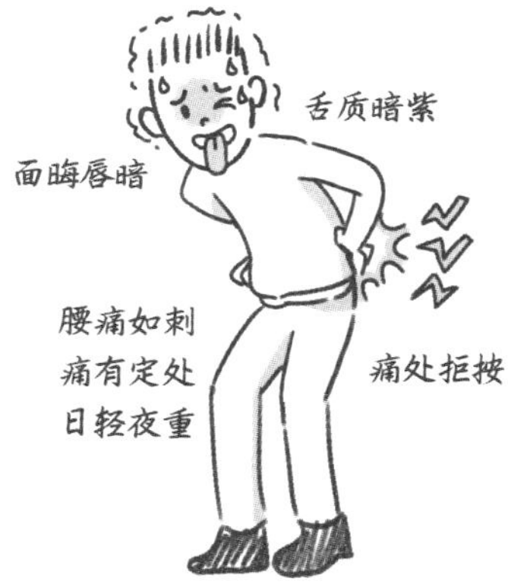

◎ 隐痛无力是肾虚

肾阴虚

症状表现： 腰部隐隐作痛，喜按喜揉，酸软无力，遇劳则甚，卧则减轻，缠绵不愈，心烦少寐，口燥咽干，面色潮红，手足心热，舌红少苔，脉弦细数。

病因病机： 肾阴不足，腰脊失于濡养。

治则： 滋补肾阴。

代表方药： 左归丸。

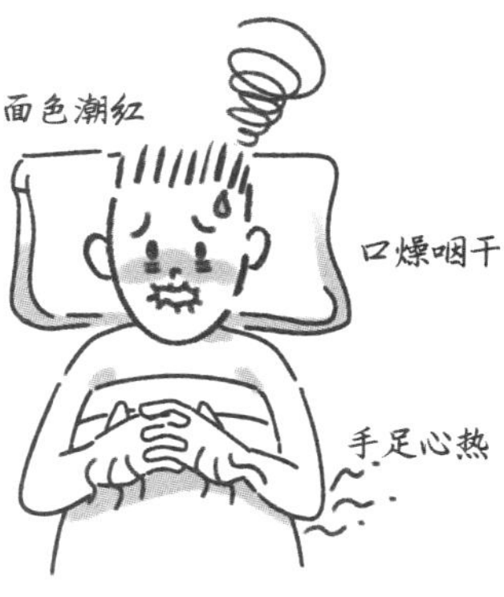

肾阳虚

症状表现： 腰部隐隐作痛，喜按喜揉，酸软无力，遇劳则甚，卧则减轻，缠绵不愈，局部发凉喜温，面色㿠白，肢冷畏寒，舌质淡，苔薄白，脉沉细无力。

病因病机： 肾阳不足，腰脊失于温煦。

治则： 补肾壮阳，温煦经脉。

代表方药： 右归丸。

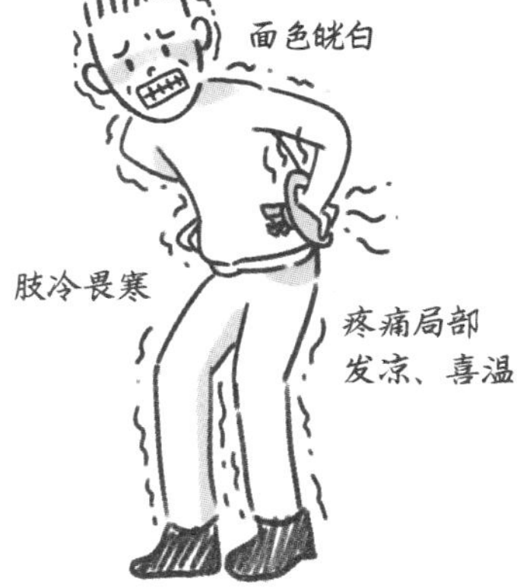

参考文献

[1] 郑洪新，杨柱．中医基础理论．5 版．北京：中国中医药出版社，2021．

[2] 吴勉华，石岩．中医内科学．5 版．北京：中国中医药出版社，2021．

[3] 李灿东，方朝义．中医诊断学．5 版．北京：中国中医药出版社，2021．

[4] 张湖德，王仰宗，曹启富．中医脉诊秘诀．北京：中国科学技术出版社，2017．

[5] 牛菲．李时珍脉象图谱．北京：中国医药科技出版社，2015．

[6] 詹锦岳．实用中成药速查手册．2 版．北京：化学工业出版社，2024．